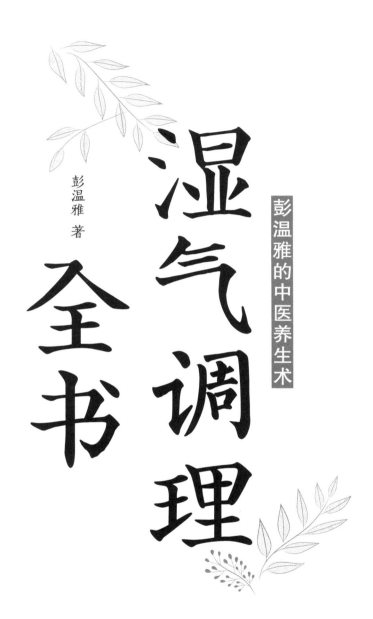

彭温雅 著

彭温雅的中医养生术

湿气调理全书

海南出版社

·海口·

湿气调理全书

彭温雅著

本书中文简体字版权由台湾商务印书馆股份有限公司授予海南出版社有限公司发行。非经书面同意，不得以任何形式，任意重制转载，本著作物简体字版仅限中国大陆地区发行。

版权合同登记号： 图字： 30-2020-071 号

图书在版编目（CIP）数据

湿气调理全书 / 彭温雅著 . —— 海口：海南出版社，2021.5（2023.9 重印）

（彭温雅的中医养生术 / 彭温雅主编）

ISBN 978-7-5443-9845-9

Ⅰ .①湿… Ⅱ .①彭… Ⅲ .①祛湿（中医） Ⅳ .① R256

中国版本图书馆 CIP 数据核字 (2021) 第 049476 号

湿气调理全书
SHIQI TIAOLI QUANSHU

作　　者：彭温雅
出 品 人：王景霞
责任编辑：张　雪
执行编辑：高婷婷
封面设计：MM末末美书 QQ:974364105
责任印制：杨　程
印刷装订：北京兰星球彩色印刷有限公司
读者服务：唐雪飞
出版发行：海南出版社
总社地址：海口市金盘开发区建设三横路 2 号　　邮编：570216
北京地址：北京市朝阳区黄厂路 3 号院 7 号楼 101 室
电　　话：0898-66812392　010-87336670
电子邮箱：hnbook@263.net
经　　销：全国新华书店
版　　次：2021 年 5 月第 1 版
印　　次：2023 年 9 月第 2 次印刷
开　　本：787mm×1092mm　1/16
印　　张：11.25
字　　数：120 千字
书　　号：ISBN 978-7-5443-9845-9
定　　价：58.00 元

作者序

了解"湿气"才能更好地除湿

其实人类的医学已有数千年的历史，以公元前 3 000 多年的古印度医学、古埃及医学以及公元前 1 000 多年的古巴比伦医学为起源，各种医学及治疗思路不断演进。关于中医，经常有人探讨它的科学性，对中医有研究的人，便拼命想证明中医的理论是科学的；而不了解中医的人，通常很难理解中医在说什么。

每一门学科，首先都要研究两个问题：这门学问是否存在；这门学问到底是什么。为了详细了解"湿气"这个问题，我们首先需要证明湿气是存在的。古代医学家多使用"痰""饮""水"等名词指身体在水分代谢异常时出现的液态状、半液态状或半凝固状态物质。在确认"湿气"这个问题的确存在后，我们便可以通过历代医学家的理论演变，了解古人对身体状态的描述。然后我们会发现，古人对人体内水分的描述大多停留在肉眼可见的现象上，比如《黄帝内经》里关于身体水分的描述有"水饮""积饮""溢饮""水肿"等词。

《黄帝内经》中关于身体内的水分的描述，并无"痰"一说，直到东汉医学家张仲景在《金匮要略》里才首次提出"痰饮"一词。隋代，医学家巢元方在《诸病源候论》中提出病理学说，认为"百病皆为痰作祟"。宋代名医杨士瀛在《仁斋直指方论》中明确提出"痰"与"饮"的区别为"稠浊者为痰，清稀者为饮"。而元代名医朱震亨在《丹溪心法》中明确提出"痰邪"的说法。明代杰出医学家张景岳在《景岳全书》中详细论述了"痰饮"的定义，并提出"湿证"一说，可以说他是最早对湿气着墨的医学家。

我们第二步要研究的是"湿气"到底是什么。我们先从人体水分的正常代谢讲起，接着了解湿气进入身体的主要通道及湿邪入侵身体的信号。对湿邪引起的相关疾病的防治，本书详尽介绍了日常生活的饮食建议，并针对每种疾病给出三种穴位按摩方式，供大家日常保健及预防用。

本书最后一章的内容即根据老祖宗观察归纳出的二十四节气，分述不同节气应该注意的除湿保养重点，并针对四季之不同特点提出除湿饮品、汤品、菜品、甜品，期望现代人在了解湿邪对人体所造成的影响之后，能够用正确的养生保健方式来调理身体。

特别感谢《文渊阁四库全书》，本书中诸多医学家的文献出处及考证，有赖于此巨著如明灯般的指引，让末学得以站在巨人的肩膀上一窥中医药的奥秘。当然最感谢的还是出版社的邀稿，让中医的"湿气"理论，得以借由本书论述，向大众提供正确的养生保健知识，并留给后人参考，让老祖宗的智慧能够代代相传。

第一章

现代中医关于
湿气的观点

相信谈到湿气，大家的脑海中马上就会浮现出"慢性病""肥胖""水肿""湿疹""疲倦"等词，接着便开始焦急地寻找相关问题的解决方法，似乎已经将湿气与疾病画上了等号。大家从来没想过，湿气有可能只是在现代生活中被过度渲染的名词。

湿气到底是什么？是指水分，还是指水汽？好像都是，又好像都不是。毕竟人体有水分是一件很明确的事，我们每天喝的水，便有一部分经过身体泌尿系统的代谢，以尿液的形式排出体外。因此，大家非常肯定人体需要水分这件事，去健身房运动时，也会格外注意，要减的是体脂而不是水分。

湿气这个看不见摸不着的东西，在人体中真的存在吗？对此，很多人持怀疑的态度。我经常举气象报告的例子：主持人播报天气预报时，总是会说今天阳光如何，紫外线多少，湿度多少，我们从来不曾怀疑看不见的空气中有水汽，还会非常认同除湿，认为室内相对湿度控制在 50%～60% 人体才会感觉舒爽。

中医自古以来便提倡"天人合一"，认为人与大自然的各种变化息息相关。例如：人之脚犹如树之根，树枯根先竭，人老脚先衰。环绕着地球的大气层，除了为我们提供呼吸必需的氧气外，大气层中的温度、湿度、气压等变化，也时时影响着人们的活动与健康。人体这个"小地球"也同样被"气"包围着，气的温度、湿度、压力，更是时刻影响着人们的活动与健康。

1973 年，马王堆三号墓出土了一批简帛医书，其中包括《足臂十一脉灸经》《阴阳十一脉灸经》等多部失传的古医书。其中记载的经络图，与现今版本的经络图非常相近。所以在提到"湿气"时，我们也不免好奇，古人究竟是怎么认识这个名词的？

历代典籍中提及的"湿气"概念

中医至今已有数千年的历史，关于中医的最古老的文字记载，可以追溯到《黄帝内经》。它是现存文字记载中，成书最早、影响最深远的一部中医药专著。

1973 年，从马王堆三号墓出土了一批简帛医书，包括《足臂十一脉灸经》《阴阳十一脉灸经》《五十二病方》《脉法》《导引图》等 14 部，让我们对古代医疗有了更清楚的认识。

《黄帝内经》的内容包含两大部分，一部分被称为《素问》，另一部分被称为《灵枢》。"素"就是"质"，"素问"的意思是研究"质"的学问，也就是研究人的体质，即人体的生命规律、生理、病理及治疗，理论完整翔实。其中，《黄帝内经·素问·经脉别论》详细论述了十二经络理论，提出经络既分阴阳，又分手足，还与脏腑相联系，比《足臂十一脉灸经》记录得还完整，故推测《黄帝内经》是在公元前 168 年（马王堆三号墓下葬的时间）后成书。

《黄帝内经》中的积饮，与现代中医的痰湿相近

《黄帝内经》里关于身体内的水分的描述，有"水饮""积饮""溢饮""水肿"等。古人对于人体内水分的描述，大多停留在肉

眼可见的事物上，比如《黄帝内经·素问·五常政大论》里讲的就是气候变化与疾病的相关性。

　　首先我们要先了解一下，二十四节气可以分为六气，分别属于"风、热、火、湿、燥、寒"六种不同的气候，这是古人长期观察气候特征总结出来的规律。六气又与三阴三阳[1]有关系，即厥阴配风木、少阴配君火、少阳配相火、太阴配湿土、阳明配燥金、太阳配寒水。

二十四节气与六气对照表

六气	厥阴风木	少阴君火	少阳相火	太阴湿土	阳明燥金	太阳寒水
二十四节气	大寒 立春 雨水 惊蛰	春分 清明 谷雨 立夏	小满 芒种 夏至 小暑	大暑 立秋 处暑 白露	秋分 寒露 霜降 立冬	小雪 大雪 冬至 小寒

　　六气还可分为"主气"及"客气"。"主气"为四时之气，是固定不变的。"客气"会随着年份更替，每年再细分为岁前和岁后：岁前为春夏，岁后为秋冬；岁前属阳，岁后属阴；岁前司天，岁后在泉[2]。了解古人对岁时节令的说法，便能轻松了解古籍的含义。

---

[1] 三阴三阳就是少阳、阳明、太阳、厥阴、少阴、太阴。
[2] "司天"象征在上，主上半年的情况；"在泉"象征在下，主下半年的情况。

六气之客气"司天""在泉"对照表

年支	子午	丑未	寅申	卯酉	辰戌	巳亥
司天	少阴君火	太阴湿土	少阳相火	阳明燥金	太阳寒水	厥阴风木
在泉	阳明燥金	太阳寒水	厥阴风木	少阴君火	太阴湿土	少阳相火

帝曰：善。其岁有不病，而脏气不应不用者何也？

岐伯曰：天气制之，气有所从也。

帝曰：愿卒闻之。

岐伯曰：……太阳司天，寒气下临，心气上从……心热烦，嗌干善渴，鼽嚏……沉阴化，湿气变物，水饮内稸，中满不食，皮𤼌肉苛，筋脉不利，甚则胕肿身后痈。

《黄帝内经·素问·五常政大论》[1]

上面这段讲的是，黄帝问岐伯，一年当中，身体有应当生病但却没生病的情况，脏气有应当相应却不相应的情况，以及应起作用却不起作用的情况，这是为什么？岐伯回答，这是因为受到天气的影响，是因为人体脏器顺应天气。太阳司天的年份，也就是小雪、大雪、冬至、小寒节气，寒水之气下临于地的时候，因为太阳火气极大，人体也容易有火热之气，会出现咽干、口渴、喷嚏等症状；因为节气变化

---

[1] 本书的部分引文选自《黄帝内经·素问》，以人民卫生出版社 2020 年 2 月第一版为准。

的规律，如果是太阳司天的年份，则太阴湿土在地，水湿从阴化，人体会出现水饮内蓄、腹中胀满、皮肤麻痹、筋脉不利，甚至有浮肿、背部生痈等症状。

由此可发现，古人已经知道过多的水分会引起许多身体不适的症状，并以"水饮内稸，中满不食"来描述。

接下来，我们再看一段原文。

> 黄帝问曰：五运六气之应见，六化之正，六变之纪何如？
>
> 岐伯对曰：夫六气正纪，有化有变，有胜有复，有用有病，不同其候，帝欲何乎？
>
> 帝曰：愿尽闻之。
>
> 岐伯曰：请遂言之。夫气之所至也……厥阴所至为风生，终为肃；少阴所至为热生，中为寒；太阴所至为湿生，终为注雨……太阴所至为积饮否隔……
>
> 《黄帝内经·素问·六元正纪大论》

这一段讲的是，黄帝问岐伯关于天地间五运六气的变化对养生有什么影响，还问岐伯六气的正常或反常的变化有没有什么规律。岐伯回答，六气所至时各有不同的变化，厥阴风木之气到来时为平和；少阴君火之气到来时为温暖；太阴湿土之气到来时为尘土湿气，这些是属于正常四时的气候变化。太阴湿土之气来临时，身体多表现出沉重浮肿的状态，也就是"积饮否隔"。根据自然界六气的变化，便可以判断疾病病程的进展，如湿气偏盛会拉肚子，严重时水气闭塞会导致浮肿。

接下来再从《黄帝内经》中理解"溢饮"一词。

帝曰：脉其四时动奈何？知病之所在奈何？知病之所变奈何？知病乍在内奈何？知病乍在外奈何？请问此五者，可得闻乎？

岐伯曰：……肝脉搏坚而长，色不青，当病坠若搏，因血在胁下，令人喘逆；其软而散色泽者，当病溢饮，溢饮者渴暴多饮，而易入肌皮肠胃之外也。

《黄帝内经·素问·脉要精微论》

这段《脉要精微论》讲的是，通过把脉的要领与脉象间精心微妙的变化，了解疾病的严重程度，即一脉知生死。黄帝问岐伯，脉象在四季的变化有什么不同？如何通过脉象知道疾病的所在位置、疾病的变化？岐伯回答黄帝，脉是气血运行的反应，应借助脉象了解整体气血循环的变化，了解体内脏腑的病变。脉象如果与四时阴阳之气相反，要先判断是"有余"还是"不足"，相反的脉象如果是有余，表示邪气大于正气；反之，如果相反的脉象为不足，表示正气虚损，本身气血已不足。人体阴阳升降与天地之间运转的道理是相同的，脉象与天地是相合的。

如果把到肝脉坚而长，搏击指下，则病人的脸色应该呈青色，如果脸色没有呈青色，可以判断病邪应该不在体内，可能是因为跌倒或外力敲打所伤，使血瘀于胁下，阻碍肺气升降，而发生喘逆的症状。如果脉软而发散，脸色鲜艳，可以知道是自身体虚，为"溢饮"发病，是口渴暴饮，使水来不及化气，水气直接流到肌肉皮肤之间及肠胃道外的空间所致，这种情况被称为"溢饮"。

接下来，便可以了解水分过多为何会引起"水肿"。

请先看一段原文。

> 帝曰：水俞五十七处者，是何主也？
>
> 岐伯曰：肾俞五十七穴，积阴之所聚也，水所从出入也。尻[1]上五行行五者，此肾俞。故水病下为胕肿大腹，上为喘呼，不得卧者，标本俱病。故肺为喘呼，肾为水肿，肺为逆不得卧，分为相输，俱受者水气之所留也。
>
> 《黄帝内经·素问·水热穴论》

上段讲的是治"水病"的腧穴，及治"热病"的腧穴。黄帝问岐伯，为何少阴主肾？为何肾主水？岐伯回答，肾为至阴之脏，至阴属水，所以肾为水之脏。肺属太阴，肾属少阴，是旺于冬令的经脉。所以水的根本在肾，但标在肺，肺肾二脏，都有可能因为积聚水分而产生疾病，因此提出"水肿"一词。

《金匮要略》首提"痰饮"，至今被中医遵循

《黄帝内经》中对身体内的水分的描述，有"水饮""积饮""溢饮""水肿"等词，直到东汉时期，医学家张仲景在《金匮要略》里才首次提出"痰饮"一词。

---

[1] 人民卫生出版社 2020 年 2 月第一版《黄帝内经》中为"尻"，疑为勘误。

　　健康的身体会让吸收后的营养转变为精微物质，被称为"*津液*"，而多余的能量和水分则会形成"*痰饮*"。西医认为"痰"是指喉咙咳出的有形分泌物，通常会混杂着病毒或细菌，还有一些体内的免疫细胞及分泌物等。中医的"痰"和"饮"则是两种不同状态的东西，中医的"痰"指的是"水液停聚凝结，形成一种质地黏稠厚重的东西"；"饮"指的是"水液停聚凝结，形成一种质地较清稀的东西"。所以"痰""饮"两者之形态虽非常相似，但又不完全相同。

　　"痰"的形成有的是由自然因素导致，比如自然界的风、寒、暑、湿、燥、火等，有的是由生活习惯因素导致，比如饮食不当、情绪起伏、劳累过度等致肺、脾、肾的气化水湿功能失调，使得体内水分无法正常运输分布，凝积日久的水分便形成痰。

　　如果肺气不足，临床症状会表现出咳嗽、胸闷、气喘、咳痰等，所以有"肺为贮痰之器"的说法。如果脾气不足，凝积日久的水分便会积在中焦，就会出现腹胀、食欲不振，经常有恶心呕吐感等症状。如果肾气不足，无法排出体内多余的水分，性质黏稠的水湿便会累积在局部循环不佳的部位，形成皮下囊肿、良性胸部纤维囊肿及肿瘤等。其中一种最特殊的情况是"痰浊蒙蔽心神"：不完全凝结的痰，随着体内的气到处流窜，痰浊内阻时便会出现痰鸣神昏、烦躁、发狂、癫痫，甚至脑卒中等情况。

　　"饮"的形成，特别是脏腑功能失调引起的水分局部滞留停积的情况，原因包括先天脾阳虚弱、胸阳不振，外来的风寒水湿侵犯及本身饮食、情绪、作息失调等导致体内水分的分布发生障碍。"饮"是质地较清稀的液体，也可以视为不严重的"痰"。

接下来看《金匮要略》中提出"痰饮"一词的原文。

> 问曰：夫饮有四，何谓也？师曰：有痰饮，有悬饮，有溢饮，有支饮。
>
> 问曰：四饮何以为异？师曰：其人素盛今瘦，水走肠间，沥沥有声，谓之痰饮。饮后水流在胁下，咳唾引痛，谓之悬饮。饮水流行，归于四肢，当汗出而不汗出，身体疼重，谓之溢饮。咳逆倚息，短气不得卧，其形如肿，谓之支饮。
>
> ……
>
> 夫病人饮水多，必暴喘满。……病痰饮者，当以温药和之。
>
> 《金匮要略·痰饮咳嗽病脉证并治》

《金匮要略》里提出了"痰饮"一词，即根据水分停留的部位，把"饮"区分为"痰饮""悬饮""溢饮""支饮"四类，并提出"温药和之"的治疗原则，至今仍被现代中医临床遵循。

"痰饮"是最常发生的现象，指的是水湿停留在肠胃之间，导致腹部又胀又满，且经常能听到肠鸣或水声，严重时还会产生腹水。

"悬饮"指的是水湿停留在胸腔及横膈膜之上，胸部经常感觉胀满，咳嗽或深呼吸时会有牵引疼痛。

"支饮"指的是水湿停留在心脏及肺部。心脏水分过多，容易增加心脏的负担；肺是气体交换的通道，肺积水会减少肺部储存及交换气体的空间。经常看到有人深吸一口气时就会咳嗽，或是每天都产生许多痰液，或是需要经常清理喉咙吐出的清白的带些许泡沫的痰液。这都是水湿停留所致。

"溢饮"是指水湿停留在四肢或皮肤。此时会明显感觉四肢沉重、骨头酸胀、身体在伸展时特别不舒服，同时还会表现为小便不畅。

隋唐时期提出"百病皆由痰起"

隋唐时期，对于"痰"及"饮"两个字有了更进一步的解释，隋朝医学家巢元方在《诸病源候论》中提出"百病皆为痰作祟"一说。

> 痰饮者，由气脉闭塞，津液不通，水饮气停在胸腑，结而成痰。
>
> 《诸病源候论·痰饮病诸候》

《诸病源候论》是第一部讲解疾病成因、病理现象及临床症状的中医专著。隋朝医学家巢元方认为，"痰饮"是因为体内气脉闭塞、津液不通，水饮气停在胸腑，结而成痰。

唐朝医学家孙思邈在《千金翼方》中提出"五饮"之说。《千金翼方》可以说是中国现存最早的医学百科全书，是古代医学教育的教科书。

> **大五饮丸** 主五种饮：一曰留饮，停水在心下；二曰澼饮，水澼在两胁下；三曰痰饮，水在胃中；四曰溢饮，水溢在膈上五脏间；五曰流饮，水在肠间，动摇有声。夫五饮者，皆由饮后伤寒，饮冷水过多所致方。
>
> 《千金翼方·痰饮第四》[1]

---

[1] 本书的部分引文选自《千金翼方》，以人民卫生出版社1998年4月第一版《千金翼方校释》为准。

《千金翼方》延续了秦汉时期对"痰饮"的说法，并明确将"饮"分为五种形式。如果说"痰"是指水分代谢异常引起的疾病，那"饮"就是指代谢运化失常，停留于人体不同部位的水分。停留在心下及胃的水分被称为"留饮"；停留于身体两侧、胸胁部位的水分被称为"澼饮"；停留在肠胃之间的水分被称为"痰饮"；停留在横膈上，各个脏腑组织之间的水分被称为"溢饮"；如果水分流窜在胃肠之间，有肠鸣的声音则被称为"流饮"。

宋朝杨士瀛在《仁斋直指方论》中明确提出"痰"与"饮"的区别——稠浊者为痰，清稀者为饮。

元代著名医学家朱震亨在《丹溪心法》中首度提出"痰邪"的说法。朱震亨治病以"痰"为主，他提出"痰之为物，随气升降，无处不到"。《丹溪心法》对痰病的叙述较为详尽，同时特别描述了痰邪的流动性，在现代中医看来仍有很高的临床参考价值。

明代《景岳全书》为"痰饮"下定义

明朝张景岳在《景岳全书》的《贯集杂证谟·痰饮篇》中，详细论述了"痰饮"的定义。他参考历代医学家的研究，对痰饮详细做了六条论证，"止有积饮之说，本无痰证之名。""痰之与饮，虽曰同类，而实有不同也。""痰即人之津液，无非水谷之所化。""痰涎本皆血气""痰有虚实，不可不辩。""五脏之病，虽俱能生痰，然无不由乎脾肾。盖脾主湿，湿动则为痰，肾主水，水泛亦为痰"。

《景岳全书》的《贯集杂证谟·湿证篇》中提出了论治，"诸湿肿满，皆属于脾。诸痉项强，皆属于湿，太阴司天，其化以湿。湿气大来，土之胜也，寒水受邪，肾病生焉。"

回顾历代医学家对于湿气的论述，从秦汉时期便提出了"水饮""积饮""溢饮""水肿"，到隋唐时期明确区分出"痰"与"饮"，但一直到明清时期才提出"湿气"的说法。湿气是一种具体的能量，主要表现为身体水分代谢异常的形式。现代中医加入了"气"的概念，也算是中医理论上的一个非常重要的里程碑。

"湿"在体内的运化

　　我们认识一个字，一般会研究这个字的起源、演变及结构等。"湿"这个字，在《说文解字》中的解释是，"湿水，出东郡东武阳，入海"。依现在地理学描述，应该指的是已经干涸了的黄河的支流"漯水"。可以发现，"湿"与"漯"在字形上十分相似。由此可见，湿在人体中就像自然界原本就存在的漯水，不需要觉得身体绝对不能有湿，甚至对于湿避之唯恐不及。

　　所以湿的本质就是水。湿从水来，但不等于水，我们通常把湿理解为存在于天地之间细微的氤氲之气，为无形之物，就像空气中的水蒸气，虽然能感受到它，知道它的存在，但是看不到它。水是有形之物，我们可以真实地感受到水的存在，比如我们每天喝的水以及大自然降下的雨水等。

　　水与湿之间是可以互相转化的。在自然界，水要变成湿，必须通过高温蒸发。对应到人体，水必须经由阳气的推动蒸发，阳蒸水动，使水氤氲成湿；而湿要凝结成水，必须是在降低温度的条件下。所以，人体的阳气，在水与湿的转化过程中，扮演了举足轻重的角色。中医经常以大自然的变化来描述人体内生理、病理的变化。大自然的能量来源是太阳，对应到人体的能量来源，即为阳气。"湿"在人体内是通过气来推动与转化才运行到全身的。这一系列的转化除了有赖阳气，还需要一条让湿的代谢顺利进行的"管道"。

讲到这里，就要对"湿"下个定义了。虽然前面讲到，湿由水而来，是人体的氤氲之气，为无形之物，但这样说显然不够明确。人体中与水相关的，均被称为津液。"津液"泛指身体一切正常的水分来源，包括存在于各个脏腑、组织之间以水为主要成分的体液及分泌物。"津"与"液"，还可以再细分。

"津"指的是质地较清稀，含水量较高，流动性佳，广泛分布于体表、四肢及血液中的水分，主要的作用是滋润、保湿。

"液"指的是质地偏浓稠，含水量较低，流动性较差的水分，一般分布在关节、脑髓孔窍及各脏腑之间，主要的作用是濡养。

滋润与濡养，两者的功能虽然非常类似，但濡养涵盖营养物质供给的作用，滋润则偏向润滑、保湿。

"津"与"液"之间也可以互相转化。津液从饮食而来。食物中的营养成分（被中医称作"精微物质"），经过胃、脾等器官作用之后，转化而来的物质即被称为"津液"。

体内津液的输送与吸收

《素问·灵兰秘典论》中有这样的句子："脾胃者，仓廪之官，五味出焉。"意思是说，人体的脾和胃是储存谷物的仓库。中医认为，脾有负责全身营养的重要功能，担负着承载、受纳营养的任务。同时，脾在五行中属土，土为万物之母。此外，脾是后天气血生化之源，具有运化、统血、主肌肉等作用。

饮食入胃，经过胃的受纳及腐熟，液态的水分通过脾的升清作用，将固态的食糜继续推向小肠，在小肠中进行分清降浊，剩下的固体浊物则继续被运送到大肠。在大肠时，人体会再进行最后一次的水分吸收，剩下的残渣才会形成粪便，被排出体外。人体通过呼吸作用鼓动气血，便可将脾运送的水分转送到全身的经络。一部分会通过皮肤表面以汗的形式排出体外，大部分由肾脏吸收后送到膀胱，通过小便排出体外。

人体津液生成及代谢的生理过程，与五脏息息相关，其中肺、脾、肾三脏特别重要，而三脏中又以肾为首要。因肾为水脏，原本就与津液的调节相关。如果体内津液不足，肾无法发挥正常的排泄功能，会进一步导致身体化燥伤津，严重时甚至会使阴液亏虚，脱液亡阴。以现代医学的理解，就是体液不足导致低血压性休克，甚至会有生命危险。

藏于脏腑的"湿"有哪些

分布于五脏的津液,被称为"五液",是由五个脏腑分别产生的液体。实际上,五液的生成、输布、排泄过程是由五脏共同完成的。中医将汗、涕、泪、涎、唾分别归于五脏,即汗为心之液、涕为肺之液、泪为肝之液、涎为脾之液、唾为肾之液。

心之液

汗为心之液。《素问·阴阳别论》中有这样的句子:"阳加于阴谓之汗。"阳,指的是身体的阳气;阴,指的是身体的阴液。阳加于阴,意思是说身体的津液通过体内阳气的蒸腾气化后,会以汗液的形式排出体外。临床上发现,流太多汗,容易耗气伤津;而津亏血少的人,则不容易出汗。中医认为,心之所藏,在内为血,发于外者为汗,汗者心之液也。出汗是阳气蒸熏阴液的结果,大汗淋漓时会伤及人体的阳气,所以中医有"大汗亡阳"的说法。运动后大汗淋漓,记得要先把身上的汗水全部擦干再洗澡,以避免体表毛孔未收之时又让湿邪入侵体内。常见的自汗,是因为心气虚,导致体表的卫气无法保卫体内的津液,汗水自动流出。半夜盗汗,或更年期盗汗等情况,也常见于心阴虚的体质。

肺之液

涕为肺之液。鼻涕，是鼻腔内正常分泌的保护性黏液，有滋润表皮，维持恒温及过滤外来病毒和细菌等作用。鼻为肺之窍，在肺气正常运作的情况下，鼻涕的量恰好可以润泽鼻窍，《灵枢·脉度》中这样说："肺气通于鼻，肺和则鼻能知臭香矣。"正因为肺开窍于鼻，所以肺寒时鼻流清涕，肺热时鼻流浊涕。有时候因为情绪激动，悲伤大哭，会出现"一把鼻涕一把泪"的情形，这时候，流鼻涕就是宣泄悲伤情绪的手段，通过流鼻涕宣泄身体多余的热气，让紧绷的情绪得到缓解，进而达到舒压的目的。肺主气，经常悲伤或哭泣，对肺来说是一种很大的伤害，也容易形成肺气虚的体质。

脾之液

涎为脾之液。涎是比较清薄的口水，也是口腔正常分泌的唾液，有保护口腔的作用。同时，因为唾液中会有淀粉酶，因此可以帮助消化淀粉类物质。脾开窍于口，脾中的精华往上舒布于口内，即为涎。脾胃功能运作正常时，会分泌不多不少的涎来清洁、保护口腔，并帮助食物消化。如果脾胃虚弱，唾液分泌不足，就会常常感觉舌头很淡，吃东西没味道，甚至出现口干、口苦等症状。"望梅止渴"时口中产生的分泌物就是涎，而"垂涎三尺"就是受到食物香味或视觉的刺激后，体内自然分泌的液体量多到流出口外。

肝之液

泪为肝之液。肝开窍于目，肝血及肝气充盈时，就会津液充足，自然形成泪，溢于眼眶。同样，当身体肝火过旺时，体内多余的火气可以通过泪水的宣泄，让身体恢复平静，这也是水分代谢正常的一种表现。正常的泪液可以保护眼结膜，滋润双眸。如果肝血不足，通过眼泪的异常表现便可以得知。从生理结构上来看，眼泪其实是从眼球外侧的泪腺分泌的。流眼泪的过程，是泪水从泪腺分泌后，滋润结膜，最后从泪小管、泪囊排出体外。所以泪液的实际成分，除了水分，还有脂质和黏液，缺少其中任何一个成分，就会让眼睛感到干涩。所以肝血不足者，容易有眼睛干涩的困扰。

肾之液

唾为肾之液。肾气充足时，肾阴上充于口即为唾。肾精亏损时，唾液量会减少。与脾所分泌的涎不同，唾是质地较黏稠的液体。中医认为，唾是由两个经外奇穴"金津穴""玉液穴"所分泌的。金津穴和玉液穴的位置在口腔内，舌系带两侧的静脉上，左为金津，右为玉液，也就是现代解剖学发现的，左右舌下腺开口的地方。唐代医学家孙思邈有一套养生功法，就是"晨兴漱玉津"。每天早上醒来时，让舌头在口腔内搅动三十六下，促进口中的唾液腺分泌唾液，用这个唾液漱口三十六下，然后分三口，徐徐咽下。后代称此法为"赤龙搅海"，把舌头比喻为"赤龙"，"海"即为口腔。在早晨醒来还没有进食的情况下，就练习这样的养生功法，有益于我们的健康。唾液具有帮助食物消化的功能，同时还有清洁及保护口腔的作用。

身体的水分需要靠"气"推动

　　"气"为象形字。甲骨文字形是"彡",与三相似。甲骨文中,"一"代表混沌初起,"二"代表天与地,在天地之间添加一个横向的符号,代表天地之间流动的气。后来为了与数字"三"区分,"气"字在第一笔横写的起点加半个折笔,同时加强了整个笔画的流动感。"气"造字的本意是指容易在天地之间均匀扩散、流动飘逸的物质。后来,"气"泛指人体内由肠胃消化食物后产生的气体。

　　《黄帝内经》里提到关于"气"的描述,大约有以下几种:天地万物的气,岁时节气的气,五运六气的气,人体五脏六腑的气及人体的元气、宗气、营气、卫气等,甚至一个人的"脾气",一个人心存"正气",到针灸后有疗效的"得气",都是气。

气的来源与运行

　　人体内的"气",来源分为先天及后天。先天之气,就是从父母亲那里得到的;后天之气,是从食物及自然界的空气中所得到的精微物质。有了气的来源——也就是组成气的原料,还必须进一步通过体内脏腑的作用才能形成人体内周而复始、源源不绝的气。

　　气的生成,从储存于肾的先天之气开始,由两肾之间的命门往上走，到脾胃与后天之气结合，再往上与肺部呼吸的空气结合，形成人体的气。气再经由肺的生发、肃降功能，使之运行到全身。

人体内的水分，需要靠气的作用才能运行。也可以说，真实存在的水分，必须通过气转化为湿，才能运行到全身。这样的转化需要阳气的温煦、气化作用，如果体内的阳气不足，水无法化为湿，人体内的水分便无法发挥作用。如果把身体的阳气想象成热源，加热的湿气通过经络的通道逐渐散布于全身各部位，便达成了身体各处的温度平衡。我们可以想象这种机制下热能传递的过程：流动的湿气通过经络运行到达身体的各个部位，而湿气再从各部位的细胞渗透到组织，逐步影响组织间液，进而达到恒温的状态。人体同时有散热系统，由皮肤肩负散热的功能，将多余的热散出体外，使人体保持恒温状态。

人体的气，分为"元气""宗气""营气""卫气"。这些气都是先天的肾气以及后天食物的精微之气，通过脾胃、肺、肾等脏腑转化生成的。

元气

元气的主要来源是先天的肾气，由父母所给的精气通过肾的转化而生成。元气在人体中的角色，相当于一辆车的引擎，是人体生命的原动力。如果要想维持人体正常的生命活力，就一定要有元气。

宗气

宗气是由脾胃吸收食物的精华转化而成的水谷精微物质，往上送到肺，与肺中吸入的清气相结合后，会辅助肺部进行呼吸，并协助心脏推动血液循环的一种能量。

营气

营气的主要来源是食物。营气是在宗气的基础上转化生成的，循行于体内经脉之中，在全身以"周而复始，如环无端"的封闭形式循行。同时，营气也是血液化生的重要组成成分，主要的功能就是"化生血液，营养全身"。营气的运行从手部经络到脚部经络，再从脚部经络回到手部经络，这就是大家熟知的子午流注——除了在空间上有一定的循行顺序，在时间上也有特定的规律。

卫气

卫气的来源与营气相同，但"营行脉中，卫行脉外"。卫气特别指具有保卫作用的，剽悍、滑利而疾速的气，主要负责身体的防御机制，以抵抗体外的邪气，避免外邪入侵。同时，卫气还具有温暖表皮，打开或关闭毛孔及维持人体恒温的作用。

肾是气的来源，"加热"的系统分布于经脉、络脉之间。正常生理代谢的水湿是湿气，如果湿气过多变成异常，此时就称为"湿邪"，这是一种不正常的状态。

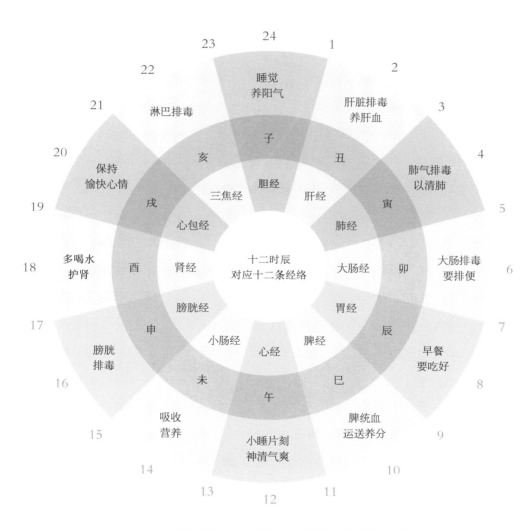

人体经络在一天之中，子午流注的循行时间

湿气太重变成湿邪，湿气不足变成燥邪

正常的湿气是自然界中万物生长的必要因素，也是人体内正常水分的总称。但是，湿气"内外有别"，"外湿"指的是自然界的水分及湿气，天上的云雾、夏日的雷雨、秋天的晨露、冬天的冰雪、山里的泉水、涓涓的溪流、江流汇入的大海等，都是中医称的湿气。"内湿"指的是人体内正常的津液及水分，也就是前文所提到的体液、组织间液、宗气、营气、卫气等与水湿代谢相关的湿气。如果湿气太重，影响到人体的健康，便成为湿邪。湿邪造成的问题有很多，根据受邪的途径，也有内外之分。

内湿与外湿有区别

"外湿"疾病，指太多的湿邪通过口鼻或毛孔入侵到体内引起的疾病，比如梅雨季节，久居湿地，淋雨、出汗后未擦干身体等情况，都有可能遭受湿邪而致病。"内湿"疾病，指体内与运化湿气相关的脏腑功能受损，导致湿气排泄、代谢不佳的情况，比如脾胃功能失调、肺气受阻、肾气不足等。体内的湿气无法通过发汗排出，无法通过尿液排出，水湿累积在体内，变成诱发疾病的一个因素。

　　既然湿邪入侵到身体会影响健康，那是否应该尽量避免接触水分，比如少泡脚、别洗澡，甚至最好不要游泳呢？其实"外湿"要引起疾病，并非一朝一夕的事。当我们通过泡脚养生保健时，其实是让温热的水分刺激足底诸多经脉的穴位，加速经脉及湿气循环，并通过发汗的方式排出体内多余的水分，反而可以帮助身体排出多余的"内湿"。

　　要提醒大家的是，泡完脚、游完泳、淋过雨后，要把体表多余的水分及时擦干，适当地保持体表毛孔呼吸通畅，这样就不易受到外在的湿气的影响了。同理，夏天天气热，大汗淋漓后，如果没把汗擦干就洗澡，就容易让湿邪入侵体内。

　　所以，湿气太多不行，太少也不行。如果体内湿气不够，身体就容易出现干燥的现象，例如皮肤干、眼睛干、口干舌燥、大便干硬等，形成"燥邪"，严重时甚至会脱水，或出现干燥综合征。

脾胃虚弱造成的湿邪与痰饮

　　正常情况下，我们可以通过食物汲取营养。在食物进入胃部消化后，属于营养成分的精微物质会被脾胃吸收，并往上输送。身体再将这些营养物质通过血液传送到五脏六腑，进行身体的新陈代谢。如果脾胃失去运化的功能，就会造成营养物质堆积，这些营养物质就无法有效地被身体加以利用，反而会变成负担，导致身体肥胖。

　　中医认为脾主运化。脾是体内津液代谢的总开关，如果因脾虚而失去运化功能，原本应该转化为营养的精微物质，反而会变为湿气及痰饮，导致痰湿堆积在体内，不仅容易使人肥胖，还易使人感到疲倦、头重脚轻、皮肤黯淡。著名中医学家李东垣在《脾胃论》一书中提到："脾胃俱虚，则不能食而瘦。或少食而肥，虽肥而四肢不举，盖脾实而邪气盛也。"所以，脾胃虚弱很容易引起身体肥胖。

常有人说："我食欲非常好，什么都吃，应该没有脾胃虚弱的问题。"看过前面内容应该知道"胃主受纳，脾主运化"，胃主要是容纳吃进去的食物，但脾主运化，相当于为胃部消化功能提供了能量来源。

古时候生火的灶，在烧火时必须不间断地添加木材，才能维持一定的火势。如果太过心急，一下子把所有的木材都堆进灶口，连一点点缝隙也不留，这时整个炉灶只会一直冒烟，火根本燃烧不起来。有经验的长辈一定会在灶口留点空间，让柴火拥有充分的空气对流，这样才能让柴火烧得又旺又稳。同理，饮食应遵循"七分饱"原则，养生的基本观念是适量均衡，如果吃太饱，反而会影响脾胃功能，给身体带来更大的负担。

判断体内湿邪的情况

中医重视观察舌苔

如何判断体内湿邪的情况？其实只要通过简单地看舌头，就可以了解体内湿邪的状况。中医认为，舌为心之苗，又为脾之外候。舌头可以反映出身体的状况。健康的舌头，舌体淡红而润泽，舌面有一层薄薄的舌苔，且舌苔薄白而干湿适中，不滑不燥。如果舌苔白、厚、滑腻而湿润，表示体内寒气重。如果舌苔粗糙或很厚，且腻而发黄，代表体内有热，又湿又热，为湿热体质。

从中医的角度来看，如果看到舌头边缘呈现锯齿状，而且整个舌头都铺满舌苔，就表示体内湿气太重了。除了看舌苔，中医还会看舌头各部位的变化。中医将五脏分配于舌头的各部位，由舌尖可以判断心与肺的疾病；由舌中判断脾胃的病变；由舌的两边判断肝胆相关的疾病；由舌根判断肾部疾病。

起床刷牙前，应该先看一下自己的舌头。身体健康

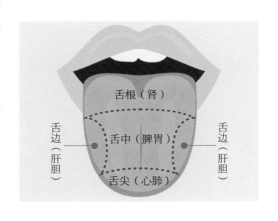

的舌头应该是干干净净、呈粉红色，上面有薄薄的舌苔。如果整个舌头非常胖大，两侧有明显的齿痕，舌苔又白又厚又腻，则代表体内湿气较重。

起床后感觉四肢沉重

根据起床后身体的感觉也可以判断体内湿邪的情况。

如果起床后感觉身体非常沉重、不清爽，甚至感觉身体黏腻不爽，像穿着一件湿衣服一样，这些都代表体内的湿邪未除。中医认为"湿重如裹"，湿的特性是"重、下"。所以如果身体一直都有被"湿衣服包围"的感觉，头部好像裹着一团布一样沉闷，白天懒洋洋地不想动，都是体内湿气重的典型表现。

身体依照湿气侵入的程度，由轻到重可分为"湿在皮""湿在脉""湿在肉""湿在筋""湿在骨"。"湿在皮"表示体内的湿气过多，借由皮肤排出湿气时，会出现湿疹、瘙痒、发红、粉刺等症状。"湿在脉"，水湿无法有效地转变为营气，身体出现局部酸麻胀痛、困倦乏力等症状。"湿在肉"表示水湿留存在肌肉之间，人就会变得无精打采，好像怎么休息也无法消除疲累感。"湿在筋"表示水湿停留在关节处的筋骨部位，会有筋脉不畅的症状，容易抽筋，也经常扭伤。"湿在骨"指水湿停留在身体最深沉的地方，影响了体内骨质的结构及弹性，会有肩背疼痛、骨节酸痛的症状，变天时骨节不舒服的症状更加明显。

下肢容易水肿

《黄帝内经》有这样的句子："饮入于胃，游溢精气，上输于脾。脾气散精，上归于肺，通调水道，下输膀胱。水精四布，五经并行……"造成水肿的原因，以肺、脾、肾三脏失调为主。任何一个脏腑失调，都会导致体内水湿排不出去，因而导致水肿。中医认为，造成水肿常见的原因包括"肺气虚""肺气不宣""脾失健运""肾气虚损"及"气滞血瘀"等。"肺气虚"一般发生在缺少运动的人身上，其体内水湿流动不畅，又不常流汗，因此容易水肿。"肺气不宣"是肺部的功能出了问题，而感冒易导致肺气不宣，因此这类体质的人需要预防感冒的反复发生。"脾失健运"是导致水肿最常见的原因，脾居中焦，在人体内的位置及功能，就像植物所需要的土壤一样。人进食后通过胃的消化吸收，才能产生足够的气，经过脾的运化才能将水分及养分运送到身体各部位。如果脾胃虚弱，导致脾的运化失常，水液就无法正常运行，就会引起水肿。肾为水脏，主水。人体多余的水分，必须通过肾脏将其转化成尿液排出体外。"肾气虚损"的人小便不利，无法顺利排出体内多余的水分，自然会出现水肿。"气滞血瘀"多发生在有外伤的情况，患处会出现局部水肿，又表现为瘀青肿胀。

精神不佳、疲倦

当过多的湿邪停留在体内时，就容易影响正常的代谢。中医把体内无法排出的代谢废物，称为"痰湿之物"。如果痰湿一直累积在体内造成身体功能异常，便称之为"痰湿证"，相当于西医所说的代谢综合征。一旦痰湿堆积，阳气受阻会更严重，若湿邪侵入身体的经络，不仅四肢会感觉疲乏困重，清气不升的结果也会使人精神不佳、头脑不清醒以及体力不济。

大便冲不干净，小便淋漓不尽

注意一下自己的排便情况，如果出现大便粘在马桶上或不成形，冲好几次还冲不下去的情况，就是非常典型的湿气重的表现。粪便的粗细与肛门括约肌的力量有关，但也因人而异，只要排便时不费力，粪便偏软、成形即可。如果排出的粪便呈颗粒的羊屎状，表示水喝得不够，肠道太干。有的人因肠道吸水功能失调，或自主神经系统失调，甚至因紧张焦虑而导致交感神经与副交感神经失衡，大便便会稀散或成水状。除了体内湿气过重的因素之外，也需同时考虑身体的其他脏腑功能是否失调。

《黄帝内经》有这样的句子："伤于湿者，下先受之。"湿的特性与水相同，水往低处流，湿气也最容易侵犯人体的下焦。湿邪阻于下焦，容易引起肾脏和膀胱问题，导致小便淋漓不畅。女性朋友如果发现白带的量比平常多，而且呈黏稠状及有腥臭味等，也代表体内的湿气重。

检查你是否有
下列湿邪症状

☐ 舌头肥大，两侧有明显齿痕。

☐ 舌苔又白又厚又腻。

☐ 起床后感觉一整晚都没睡好，身体沉重，不清爽。

☐ 好像穿着一件湿衣服，懒洋洋的，提不起精神。

☐ 不爱运动，不常出汗，下肢容易出现水肿。

☐ 没有运动习惯或大腹便便，精神不佳，容易疲倦。

☐ 大便粘在马桶上不易冲干净或不成形。

☐ 小便淋漓不畅；女性白带的量比平常多，呈黏稠状或有异味。

"湿"为万病之源

　　不同体质的人，因湿气造成的身体不适，所表现出的严重程度也不同。原本就气虚、容易疲劳的人，如果受到湿邪侵犯，又没有对症治疗或调整生活作息，就会感受到"寒"。寒湿之气在体内累积一段时间后，便会形成凝滞不通的现象。此时体内的水分凝结为痰，然后湿痰互结流聚于皮下。这时候，在身体各部位会生出大大小小、或多或少的结块，中医称之为"痰核"。它们属于一种良性肿瘤，但是如果放任不管，便可能会进一步发展成恶性肿瘤。

　　虚则寒，寒则湿，湿则凝，凝则瘀，瘀则堵。传统中医辨证分为八纲，八纲辨证在中医辨证里属于基础的辨证方式，对疾病的理解有"驭繁于简、提纲挈领"的作用，其包括"阴阳辨证""表里辨证""寒热辨证""虚实辨证"。

将阴阳的概念对应到人体

　　阴阳指的是事物相对的状态，起源于中国哲学的二元论观念。古代中医把事物中对立又共存的现象用阴阳的概念进行描述，例如天地、日月、昼夜、上下、左右、动静、刚柔等，都以阴阳的概念描述。春秋时期的《易经》，以符号来描述状态的简易、变易与不易，其中心思想是以自然界运行的特征及规律，解读世间万物的阴阳交替变化。

老子的《道德经》则以阴阳论述万物，认为万物由"道"而生。一阴一阳之谓道，即老子认为，宇宙万物存在的一切都是物质，都由"道所生，德所养"。所有的物质，只有"有相"及"无相"之区别。老子在《道德经》中说："道生一，一生二，二生三，三生万物。万物负阴而抱阳，冲气以为和。"中医学说呼应老子的学说，认为"孤阴不生，独阳不长"。中医也以阴阳来描述万物，认为阳性物质是以显性的方式存在，阴性物质是以隐性的方式存在。举例来说，中医说心主神明，认为心是显性的存在，是实质的器官，而神明是隐性的存在，是精神。

《黄帝内经·素问·阴阳应象大论》中有这样的句子："阴阳者，天地之道也。"中医学因而发展出以阴阳理论来判断疾病的学说。人体的不同部位、组织及生理活动，都可以用阴阳区分：背为阳，腹为阴；上为阳，下为阴；外为阳，内为阴；动为阳，静为阴。阳具有流动性、活动性、高能量，光亮活泼；阴具有稳定度、固定性、低能量，阴暗低沉。应用于疾病上，把表证、实证、热证归为阳证；把里证、虚证、寒证归为阴证。所以阳证的症状表现为精神兴奋、脸色红润、声高气粗、大便干硬、小便黄赤、口渴欲饮、舌质红、舌苔黄、脉洪数有力等。阴证的症状表现为精神萎靡、脸色苍白、声低气弱、大便湿软、小便清长、口不渴、不喜饮、舌质淡白、舌苔薄白、脉细弱无力等。

《黄帝内经·素问·通评虚实论》认为，邪气胜则实，精气夺则虚。依照中医的辨证，虚证可以再细分为气虚、血虚、阴虚、阳虚四种类型。中医认为气虚则无力，血虚则发燥，阴虚则发热，阳虚则发冷。这是理解这四种虚证最基本的方式。

气虚、血虚的症状与调养

气虚时身体活动力减退，当人体脏腑功能失调，身体元气不足时，就会表现为气虚，常见的症状有精神不振、气短懒言、语音低微、舌色淡白、舌边有齿痕。心、肺、脾、肾不同脏器的气虚，表现也不尽相同：心气虚的人会心悸心慌，动不动就满身汗；肺气虚的人经常咳嗽气短，流清涕，容易感冒；脾气虚的人中气不足，食欲不振，吃一点东西就觉得腹胀腹满，食不知味，经常腹泻；肾气虚的人小便次数多而清，腰膝酸软，听力减弱，怕冷。整体而言，气虚体质者对于外界环境的适应力不佳，不耐风寒暑湿，也不能过度操劳。

血虚是指体内阴血亏损的现象，包括有形的血量不足（相当于西医所说的贫血），也包括无形的症状。中医认为，心主血，肝藏血，脾统血，发为血气之余。血虚与心、肝、脾三脏相关，而肾藏精，精生血，所以血虚也与肾相关。心血虚的人经常感觉心悸、怔忡，晚上睡觉时可能觉得心跳加速，也会有头晕目眩、脸色黯淡、失眠多梦、容易受惊吓、健忘的症状。因为肝开窍于目，所以肝血虚的人容易出现眼睛干涩、视物模糊的症状。同时因为肝主筋，其华在爪，所以肝血虚的人还会出现关节屈伸不利，容易肢体麻木，指甲软薄易裂，毛发分叉、易断等症状。肝藏血，女性经期会受到肝血虚影响，表现出经量减少、经色变淡，甚至闭经等现象。脾血虚的人容易食欲不佳，消化不良，常常会有消化道的问题。肾精不足导致血虚的人，经常出现腰膝酸痛、耳鸣失眠、乏力健忘等症状，感觉一夕之间突然变得苍老。

血与气经常并存，气不足者血也容易亏虚，所以调理身体的血虚时也要补气。金元时期的李杲在《内外伤辨惑论》中提出的当归补血汤，为中医方剂中补气生血第一方，它由简单的两味药组成：黄芪 30克，当归 6 克。这个方子巧妙地利用了补气药与补血药，大补脾肺之气，使气旺血生——气足则血自生。

脾为后天之本，属于中焦，而中焦的主要功用是助脾胃。《黄帝内经》认为："中焦受气取汁，变化而赤，是谓血。"意思是说，中焦具有消化、吸收并转输水谷精微和化生气血的功能。也就是说，吃进去的食物必须经过消化吸收后才能生血。所以补血应该在补气的基础上进行，顾好脾胃的同时要谨记补肾，因为肾主骨、生髓，而骨髓与造血功能息息相关。

寒湿之邪引起的各种症状

"虚"的感觉，就是非常疲劳、困倦，没有精神，失去活力。如果没有进行对症治疗，没有改变不良的生活作息习惯，就会感受到"寒"。

"寒"的感觉是怕冷。寒为阴邪，易伤阳气，体质偏寒的人容易头晕、脸色苍白、唇色淡白、手脚冰冷，也经常感觉腹冷、手脚无力，同时非常怕风。寒主收引，寒邪侵袭人体时，经常表现为皮肤及筋脉收缩、挛急的症状。当身体的寒气越来越重时，湿气也容易入侵体内。身体湿气重的感觉，就像穿上一件淋过雨的衣服，湿答答的，笨重、不清爽。

人体特别容易被湿气入侵的部位有后颈部的大椎穴、前胸的膻中穴、肚脐的神阙穴、后腰的命门穴以及脚底的涌泉穴。

　　从颈部大椎穴侵入体内的寒湿之邪，容易引起肩颈酸痛等症状。从前胸膻中穴侵入体内的寒湿之邪，容易引起乳腺肿块、乳腺阻塞、乳房纤维囊肿等疾病。从肚脐神阙穴入侵体内的寒湿之邪，容易引起女性各种妇科疾病，如月经不调、白带多、子宫肌瘤、卵巢囊肿等。从后腰命门穴入侵体内的寒湿之邪，容易引起腰背酸痛、腰膝酸软、疲惫不堪等症状。从脚底涌泉穴入侵体内的寒湿之邪，容易引起足踝不适以及各种风湿关节炎等。

　　寒主凝滞，当寒湿之气在体内累积一段时间后便会表现为凝滞不通。中医认为"寒湿则血凝，血凝则痛"。寒湿之邪使身体气血凝滞、运行不畅，因而产生各种疼痛感。俗话说：流水不腐，血得温则行，通则不痛。如果体内的津液都能沿着各自的经络脉道正常运行而没有阻滞，便能濡养五脏六腑，人体也会感觉精力充沛。反之，如果在经络中有些瘀阻，气血凝滞，便会进一步产生瘀凝的症状。好比自然界的河水，如果变成完全不流动的死水，必定会因滋生各种细菌而发臭、发黑。人体也是一样，一旦经络瘀堵不通，又没有适时疏通，久而久之便会由气滞血瘀演变为堵塞不通，除了全身会莫名酸麻胀痛外，也会表现为具体的疾病。

凝结成块即现代医学的肿瘤

　　体内的水分凝结为痰，湿痰互结流聚于皮下，会在身体各部位生出大大小小、或多或少的结块，中医称为痰核。以现代医学理解，痰核指的是良性肿瘤、淋巴结肿大、乳房纤维囊肿或子宫肌瘤等没有血管，也没有化脓的肿瘤。古人擅长以软坚散结、化痰消核的药材处理这一类痰核。

如果良性肿瘤发展成为恶性肿瘤，中医还是擅长以整体观进行调理。在癌症的治疗过程中，以西医治疗为主的同时，中医都有一定的辅助地位。以中医辅助治疗癌症，可以提高西医的疗效，缩短住院天数及恢复期，延长患者的存活时间，提高患者的生活品质。

中医调理秉持三个原则：一调心；二调体质；三调脾胃。一调心，中医认为，"心者，君主之官，神明出焉"，"主不明，则十二官危"。意思就是要先调理情志，让患者消除悲观抑郁的情绪，以正面积极的态度接受生命及身体的考验。二调体质，指通过汤、膏、丸、散等各种制剂对内调理脏腑，使其恢复阴阳平衡，对外通过针灸调理经络气血。这样做一方面可以提升人体正气，另一方面可以调节免疫力。三调脾胃，因为脾胃为后天之本。脾胃消化功能是人体能量与动力的源泉，调理胃气才能让身体拥有正常的新陈代谢。中医通过一步步遵守老祖宗流传下来的药食同源、顺应节气的养生智慧，让患者能够达到良好的治疗效果。

第二章

除湿抗疾关键是
穴位按摩与食疗

前面已经讲过，身体里有一个负责运送气、血和津液的网络，这就是中医所说的经络。经络是运行气血、联系脏腑和体表及全身各部分的通道，是人体功能的调控系统。

因为经络没有实质的管状结构，所以对它的认识需要依靠想象力——把体内的经络想象为一个大型的床垫，其中有许多彼此交错串联的弹簧。遍布全身的经络，主要负责全身气血与津液的输送，我们通过刺激穴位，就可以起到疏通经络的作用，帮助身体排出湿气，改善体质。

大多数人都曾受到湿邪的侵犯，身体大大小小的毛病均与湿邪相关。以下是由湿邪引起相关疾病的例子，帮助大家了解体内的湿气变化，同时也有助于除湿养生。

脾经：改善眩晕、湿疹的问题

　　脾经的走向，从大脚趾趾甲内侧的隐白穴开始，沿着脚的内侧上行，进入腹部后分为两个分支：一个分支运行在体内，经由脾胃与心脏相连接；另一个分支运行在体表，经由胸部、腋下，再一分为二，其一经由侧胸到肋骨旁的大包穴，其二沿着喉咙连接于舌头。

　　清代医学家章虚谷说："胃为戊土属阳，脾为己土属阴。湿土之气，同类相召，故湿热之邪，始虽外受，终归脾胃也。"所以，养好脾胃才能调理水湿。《脾胃论》认为，百病皆由脾胃衰而生，所以调脾胃才能安五脏。只有脾胃功能强健，正气不虚，人体才不易受湿邪所扰。

　　中医认为甘入脾，所以多吃"甘"味食物可以养脾，例如大米、小米、薏米等，具有滋养、补脾、润燥等作用，可以帮助健脾化湿。经常食用木耳、丝瓜、苹果、西瓜、红枣等，也可以帮助健脾燥湿。

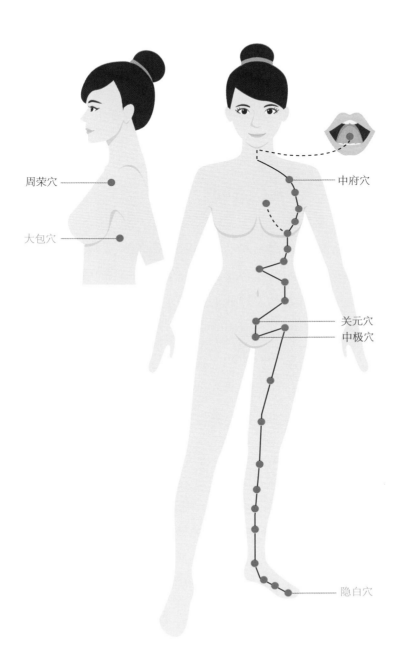

周荣穴

大包穴

中府穴

关元穴
中极穴

隐白穴

眩晕

眩晕比一般的头晕严重许多，发作时会感觉天旋地转，完全不能走路或是站起来，甚至连头都动不了，一动就晕，严重者会产生恶心感。统计资料显示，眩晕常发于五六十岁的女性。许多原因都可能导致眩晕，如内耳神经不平衡、耳石症、梅尼埃病、听觉神经退化、睡眠不佳、压力大、自主神经失调等。

在临床上，眩晕是一种十分常见的症状，因为眩晕的病因非常多样，诊断上比较复杂，通常无法在短时间内找到真正的病因，所以建议眩晕急性发作时，在安静且黑暗的室内静静躺卧，尽量不要转动头部，先减轻不适症状。等眩晕情况稍稍改善后，应进行渐进式的头部及身体运动，不建议长期不活动，否则可能会延误复原时机。

中医认为，眩晕与湿邪的相关性极高。原本脾胃的功能是升清降浊，清阳之气应该上升至头部，人才会感觉头脑清醒，如果湿邪使清阳不升，浊气不降，必然会使人感觉眩晕。

如果是低血压引起的眩晕，临床上会使用生脉饮这类滋补的药剂提高身体的含氧量。对因疲劳导致的眩晕患者来说，人参类补气的中药材都有预防眩晕发作的效果。在工作繁忙，完全无法休息的情况下，适时地在嘴里含两片红参（特别是在下午头昏脑涨、感觉疲劳时），有提神效果。

对因血压偏高引起的眩晕，建议使用西洋参类凉补的药物来处理。这种体质类型的人，通常容易生气动怒，其眩晕多是肝火旺、肝风内动引起的。这时候，喝点西洋参菊花枸杞茶，有助于改善眩晕症状。

保健食疗：眩晕粥

材料：苍术、陈皮、厚朴、甘草各 3 克，大米 100 克。

做法：将所有材料放入电饭锅中，加适量清水，选用煮粥功能，等电饭锅开关跳起即可。

功效：苍术苦辛温燥，可以燥湿健脾；陈皮理气化滞，与厚朴合在一起有助于恢复脾胃的升降功能；甘草调补脾胃，补中益气，可帮助身体水湿运化，适合容易眩晕及经常晕车或晕船的人食用。

三大保健穴位：缓解眩晕症状

按压翳风穴、劳宫穴以及侠溪穴，每次按压 5 秒，每回 20 次，每天数回。平时按压可预防眩晕发作，若感到严重不舒服，可以加大按摩力度以缓解症状。

翳风穴

位于耳垂后耳根部，颞骨乳突与下颌支后缘间凹陷处。翳风穴属手少阳三焦经，按揉此穴具有活血通络、通窍醒神、祛风止晕的效果。按摩翳风穴还有助于缓解耳聋耳鸣、头痛牙痛、面神经麻痹等症状。

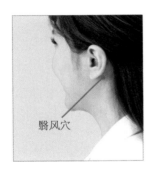

翳风穴

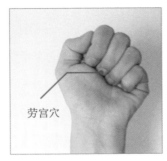

劳宫穴

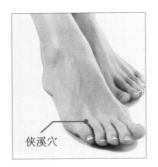

侠溪穴

劳宫穴

位于手掌心，在第二掌骨和第三掌骨之间，偏于第三掌骨，握拳屈指时中指尖所到之处。劳宫穴是手厥阴心包经的穴位，刺激劳宫穴有助于强化心包经，减少外邪对心脏的伤害，从而泄心火，让思维恢复清晰，止眩晕，也有助于平复焦急、浮躁的情绪。

侠溪穴

位于足背第四趾和第五趾趾缝端，取穴时一般正坐，垂足着地。侠溪穴为足少阳胆经的穴位，经常揉按可以清泻肝胆之火，同时有疏散风热、清头目、利五窍、消肿止痛的作用，有利于缓解头痛、眩晕、耳鸣、耳聋等症状。按摩时需用柔和的力道点揉，不能与皮肤表面形成摩擦。

湿疹

皮肤因为任何原因发炎，出现水肿、瘙痒、发疹等现象，都可称为湿疹。大部分湿疹有共同的病程：一开始红肿、流组织液，接下来皮肤越来越干、越来越厚，最后会变得粗糙并出现脱屑现象。

形成湿疹的原因，可以分为内因和外因。导致湿疹的外因主要包括生活环境中的污染物污染、有机化合物污染、细菌感染、食物过敏、免疫力下降、营养不良、压力过大、饮食不规律等。如接触性皮炎、日光性皮炎等，去除外在致病因素后，多数可根治。内因导致的湿疹较难找出特定的外在诱发因子，容易反复发作，难以根治，如异位性皮炎、脂溢性皮炎等。

湿疹有明显的家族性倾向，若父母都是过敏性体质，孩子被遗传的概率高达 70%～80%。人体免疫系统反应过度，是湿疹的另一个重要的致病因素。患湿疹的皮肤缺乏表皮屏障，容易受外界环境影响，如汗多时不迅速擦干，会刺激湿疹皮肤，引起发炎；冬天干冷，表皮含水量下降，也会引起发炎。

中医认为，与湿疹相关的皮肤问题，有很大一部分是因湿热引起的。中医常说"有诸于内必形于外"，如果身体有湿热的问题，就会通过皮肤表现出来。举例来说，一个苹果从外表看可能只有一个小坑洞，但切开后发现里面的果肉几乎全烂了。正因如此，皮肤的湿疹可能只表现出部分体内湿热过重，身体无法立即有效除湿的现象，如表现在脸部可能是痤疮；表现在身上，可能是带状疱疹；表现在脚底，可能是足癣。

保健食疗：湿疹汤

材料：山药 100 克，茯苓、莲子、芡实各 20 克，当归 10 克。

做法：锅中放入所有的材料，加入 2 000 毫升水煮开后转小火再煮 30 分钟。

功效：山药补益脾胃；茯苓利水渗湿，适合经常水肿的人食用；莲子养心益肾，能够缓解因心肾不交导致的虚烦失眠、心悸等症状；芡实益肾健脾、收敛固涩，对经常排软便、腹泻的人有帮助。湿疹汤适合常拉肚子、身体虚弱的人，可以用于调理脾胃，改善皮肤湿疹的状况。

三大保健穴位：改善湿疹症状

按压曲池穴、阳池穴以及阴陵泉穴，每次按压 5 秒，每回 20 次，每天数回。平时按压可改善湿疹症状，若严重瘙痒不舒服，可以增加按摩频率以缓解症状。

曲池穴

位于肘横纹的外侧。取穴时，将手肘屈成直角，手肘关节弯曲凹陷处就是曲池穴。曲池属手阳明大肠经，按压此穴主要有散风止痒、清热消肿、理气和胃等功效。曲池穴能转化脾土之热，燥化大肠经湿热，是上半身的止痒穴，也是预防皮肤湿疹的常用穴。

阳池穴

位于腕背横纹中，在指伸肌腱的尺侧缘凹陷处。三焦是元阳之气的主通道，阳池穴属手少阳三焦经，是改善手部湿疹的常用穴位。按压此穴有缓解头痛、手腕疼痛、口干、女性手脚冰冷等作用。刺激阳池穴时，最好时间要长，力度要小，先以一只手的中指按压另一手的阳池穴，再换手按压。

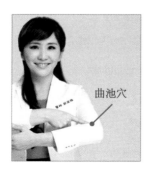
曲池穴

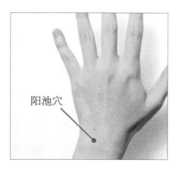
阳池穴

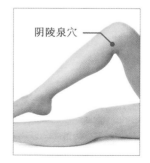
阴陵泉穴

阴陵泉穴

　　位于小腿内侧，膝盖内侧的膝眼下 2 寸，也就是膝下胫骨内侧凹陷处。按摩阴陵泉穴不仅可以帮助血液循环，还有助于排出身体多余的水分。本穴位接近膝关节，所以按压此穴对膝盖的疼痛也有很好的舒缓效果。

胃经：甩掉肥胖，减少腹泻、便秘

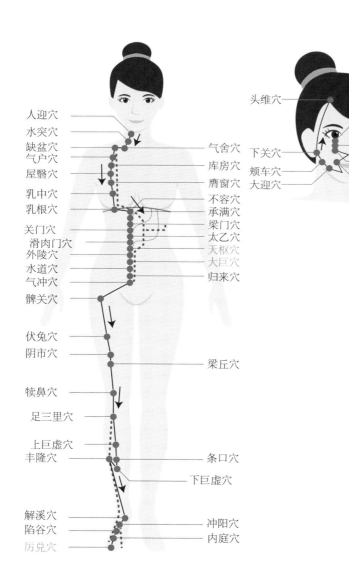

人迎穴
水突穴
缺盆穴
气户穴
屋翳穴
乳中穴
乳根穴
关门穴
滑肉门穴
外陵穴
水道穴
气冲穴
髀关穴
伏兔穴
阴市穴
犊鼻穴
足三里穴
上巨虚穴
丰隆穴
解溪穴
陷谷穴
厉兑穴

气舍穴
库房穴
膺窗穴
不容穴
承满穴
梁门穴
太乙穴
天枢穴
大巨穴
归来穴
梁丘穴
条口穴
下巨虚穴
冲阳穴
内庭穴

头维穴
下关穴
颊车穴
大迎穴
承泣穴
四白穴
巨髎穴
地仓穴

胃经起于眼睛正下方的承泣穴，在下巴处分为两条路：一条沿着耳朵前方连至头部，另一条则沿着喉咙往下再分为两条路线。这两条路线分别是：一条入体内连接脾胃，一条走在体表延伸到腹部、髋部、腿部外侧，一直到位于足第二趾的厉兑穴为止。

胃经常用的穴位有天枢穴和大巨穴。天枢穴位于距离肚脐左右旁开 2 寸处，而大巨穴则位于肚脐以下 2 寸，再左右旁开 2 寸处。按压这两个穴位对缓解便秘特别有效。除了胃经的这两个穴位，带脉穴对于去除腰部两侧的赘肉，塑造迷人腰线也特别有效。带脉是一条横向的经络，位于肚脐横线与侧腋线交会处。刺激带脉穴还可以促进肠胃蠕动，有助于排便，缓解便秘。

肥胖

体重指数（BMI），即体重（千克）除以身高（米）的平方得出的数值，是衡量人体肥胖程度的重要指标。一般建议 BMI 维持在 $18\sim24\mathrm{kg/m^2}$ 为宜，如果 BMI 超过 $28\mathrm{kg/m^2}$ 则为肥胖。肥胖会增加心血管疾病、2 型糖尿病、睡眠呼吸障碍、癌症、膝骨关节炎等疾病发生的概率。造成肥胖的原因包括热量摄取过多、缺乏运动及本身存在健康问题等。另外，有些基因缺陷、内分泌异常、药物影响及精神疾病也可能造成肥胖。

就健康而言，中年"发福"绝对不是福气。中医认为，胃主受纳，脾主运化，任何食物进入人体后，只有经过脾胃的消化吸收，才能进一步转化为身体的能量。随着年龄的增加，脾胃功能会减弱，即使饮食量没有增加，也还是会有消化不良或变胖的症状，这就是身体脾胃功能退化的表现。

常听人说我胃口超级好，绝对不会是脾胃虚弱。其实，胃口好不代表脾的运化功能好，只代表很能吃，胃能装很多食物而已。如果脾的运化功能很弱，食物无法转化为身体可以利用的能量，反而会成为身体的负担。中医说的"胃强脾弱"就是这个道理。如果选择的食物又都是高热量的油炸食物，无法被运化的痰浊之物堆积起来，就会成为身体上的赘肉。

脾虚还会进一步导致肾虚，因为肾为先天之本，脾为后天之本，如果脾胃的气血生化不足，就会影响肾气。当身体的气血不足时，就会发生"连喝水都会变胖"这种情况。临床上，很多肥胖者属于脾虚湿阻型的体质。这种体质的肥胖者明明吃得不多，甚至比一般人的食量还要小，却非常胖。因为原本应该代谢出去的水分停留在体内，所以他们会显得肥胖。对于这种体质的人，我会建议他们三餐要正常饮食，再加上健脾祛湿的中药材，同时增加点运动量，效果往往不错。

如果是调理脂肪肝，中医会从"肝胆湿热"着手。中医认为，湿性缠绵，肝胆经的湿热不是短时间可以去除的。湿热胶着，如油入面，难解难分。中医多用苦寒的药材来降肝胆湿热，但长期使用会损伤脾胃的阳气，所以张仲景在《金匮要略》中提到："见肝之病，知肝传脾，当先实脾"。这就是说，治肝病要先保护好脾胃，否则再好的药物也发挥不了作用。

保健食疗：玫瑰山楂消脂汤

材料：玫瑰 15 克，山楂 10 克，甘草 5 克。

做法：将所有材料加 300 毫升清水，煮沸后去渣。餐后服用，有助于排油降脂。

三大保健穴位：降低体脂，改善肥胖问题

按压内关穴、滑肉门穴以及三阴交穴，每次按压 5 秒，每回 20 次，每天数回。平时按压可降低体脂并改善肥胖问题，若严重肥胖，可以加大按压力度以助瘦身。

内关穴

位于手腕横纹上 2 寸，三横指的位置。内关穴是手厥阴心包经的穴位，为经气与络气的交会枢纽，联络手少阳三焦经，又与阴维脉相通。饭前按压内关穴，有助于减少胃酸分泌，也可缓解胃食管逆流。取穴时手伸平，手掌向上，从横纹正中往手肘方向约三横指距离即是内关穴。握拳时，两筋之间凹陷明显，按凹陷处会出现酸胀、酸麻感。

滑肉门穴

位在肚脐上方 1 寸，距正中线旁开 2 寸处，属于足胃经的穴位。

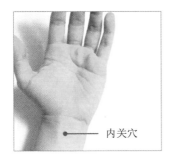

内关穴

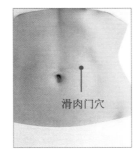

滑肉门穴

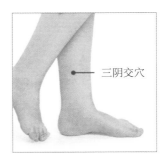

三阴交穴

按揉这个穴位有助于消脂减肥。按摩滑肉门穴时宜采取站姿或坐姿，用手掌以上下左右的方式按摩该穴位 3 分钟，每日 3 次，以饭前按摩为佳。按摩此穴位有健脾化湿、清心开窍的作用。

三阴交穴

位于小腿内侧，在足内踝尖上 3 寸，四横指的位置。这个穴位在足太阴脾经上，也是肝、脾、肾三条经络的交会穴，按摩此穴不但可以调理脾胃，还有疏肝理气、活血化瘀、散结止痛的功效。研究发现，针灸三阴交穴有调节胰岛素分泌的作用，尤其适用于 2 型糖尿病患者。

腹部肥胖的中医调理方式

中医对腹部肥胖的调理，除了根据不同体质进行饮食调理和穴位按摩之外，穴位埋线的效果也很好。穴位埋线，是以外科手术专用的羊肠线埋入特定穴位，利用针灸的原理，经由羊肠线刺激经络穴位，打通阻塞的经络，改善气血循环，将"气""血"及"津液"等重要物质输送到全身，增强身体新陈代谢的能力。

埋入的线材在 1～2 周的时间内会被身体完全自然吸收，在此期间，埋入的线材可以持续刺激穴位。这一调理方式是一种安全、方便的辅助减重方式。

提醒一下大家，针灸的效果是以中医技术纯熟为前提的，同时要注意针刺后可能出现的晕针、滞针、弯针等异常情况。消毒不彻底的针具也可能会引起全身严重的感染。因此，一般人切勿于家中私自进行针灸疗法，治疗应交给专业的中医。

以最常见的水分滞留引起的水肿型腹部肥胖为例。这一类人多因为脾胃系统失调而致水湿代谢失常。肥胖的人大多喜欢吃零食及高热量的食物，容易导致所谓"痰湿体质"。表现为痰湿型的水肿，水肿部位在按压后有明显凹陷，同时尿量变少且颜色变黄，有时会合并有胸闷、疲倦、无力、头重等症状。中医大多选用白术、茯苓、猪苓、泽泻等利尿渗湿的药材进行调理，以助排出体内多余的水分，达到瘦身效果。

慢性腹泻

几乎每个人都有过拉肚子的经历。大便稀薄、呈水样，就是腹泻，俗称"拉肚子"。腹泻可以说是消化道病症中最为常见的症状之一。大部分情况下，腹泻并不算是严重的疾病症状，很多人每年都会有1～2次腹泻经历，通常持续两三天，基本可以自愈。腹泻的明显症状包括肠子发生频繁的运动、恶心、呕吐、发热或脱水等，有时会没食欲或感到疼痛。急性腹泻通常会持续1～2周，如果腹泻持续时间超过2周，甚至持续4周以上，便被称为慢性腹泻。

长期慢性腹泻会导致脱水和营养不良。尿少、口干、泪少等症状多是脱水的早期表现。如果病情进一步加重，还可能会出现无泪、眼干、皮肤干燥，甚至嗜睡等症状。针对有生命危险的慢性腹泻患者，建议通过静脉注射的方式补充水分和电解质，等病情稳定后，没有高热、心跳加速、昏迷等症状时，再进行脾胃的调理。

中医认为，胃为阳脏，湿邪在胃的表现通常是反胃、恶心、呃逆等。脾为阴脏，由脾湿引起的腹泻，健脾燥湿是关键。如果是因为夏天经常坐在空调房中引起的腹泻，除了缓解体内的浊湿，还要解除体表的暑湿。可以通过健脾补气的方式达到健脾燥湿的效果，常用茯苓、白术；还可以使用具有芳香气味的药材，如藿香、苍术、厚朴等，利用它们挥发性的物质化湿；也可以通过温性的药材，如砂仁、佩兰等，以干燥或者暖脾的方式祛湿。此外，还可以通过利尿的食材，如薏米、猪苓等，直接将水分以小便的形式排出体外。

湿邪就像泛滥的暴雨洪水，脾虚就像没有做好水土保持的土地。经常腹泻，湿邪是因，脾虚是本，不能一味地止泻，而是本因兼治。

保健食疗：止泻鲜鱼汤

材料：净鲈鱼一条，枸杞 50 克，姜片 5 片，油少许。

做法：鲈鱼先取鱼头及鱼骨熬汤，小火炖 20 分钟，等汤色呈淡白色后加入事先用油煸炒的姜片继续熬煮。10 分钟后加入鱼肉片，再煮 3 分钟后加上枸杞，肉熟即可。

功效：鲈鱼味甘性平，能补肝肾、健脾胃、化痰止咳，对于脾胃虚弱、消化不良的人有非常好的滋补作用。姜可暖胃，枸杞可以滋肝补肾，适合慢性腹泻者。

三大保健穴位：提升胃气，改善腹泻情况

按压天枢穴、足三里穴以及腹泻点，每次按压 5 秒，每回 20 次，每天数回。平时按压可缓解肠胃蠕动过快的症状，若严重腹泻不适，可以加大按摩力度。

腹泻点

位于手背部，左右手各有一穴。取穴时先将一手手掌向下平放于桌上，再以另一手的食指沿着第三指与第四指的指缝向下推，第三、

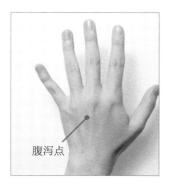

腹泻点

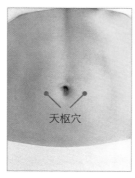

天枢穴

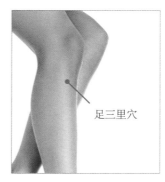

足三里穴

第四掌骨交会处即为此穴。按压腹泻点对于治疗慢性腹泻特别有效。

天枢穴

位于肚脐左右旁开 2 寸，三横指的位置。天枢穴属于足阳明胃经，是大肠之气所结聚的穴位。人的身体以肚脐为界，上为天，下为地，此穴位为天地的枢纽。按压天枢穴可以健胃整肠，改善慢性腹泻的体质，多用于缓解急慢性肠胃炎、呕吐胀气、消化不良等症状。

足三里穴

当腿弯曲时，可以看到膝关节外侧有一个凹陷，这就是外膝眼，从外膝眼再直下四横指处，就是足三里穴。足三里穴是足阳明胃经的代表穴。胃者，五脏六腑之海也。常灸足三里穴，可以理脾胃、调气血、主消化、补虚弱，也可以缓解胃痛、胃胀等消化道疾病的症状。

胆经：对抗失眠

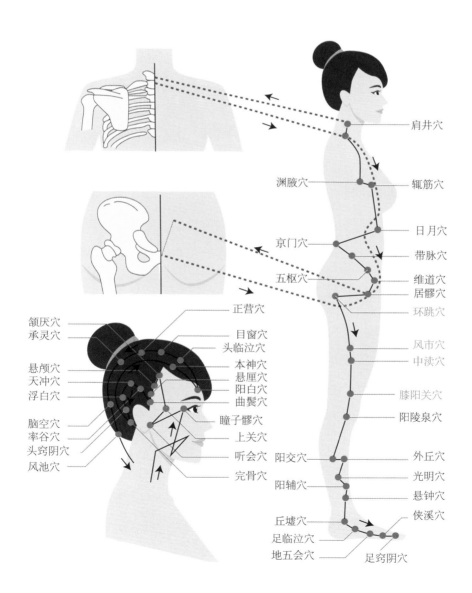

肩井穴

渊腋穴　　辄筋穴

日月穴

京门穴　　带脉穴

五枢穴　　维道穴
居髎穴
环跳穴

风市穴
中渎穴

膝阳关穴

阳陵泉穴

阳交穴　　外丘穴

光明穴

阳辅穴　　悬钟穴

丘墟穴　　侠溪穴

足临泣穴

地五会穴　　足窍阴穴

颔厌穴
承灵穴

正营穴

目窗穴
头临泣穴

本神穴
悬颅穴
天冲穴　　悬厘穴
浮白穴　　阳白穴
曲鬓穴

脑空穴
率谷穴　　瞳子髎穴
头窍阴穴　　上关穴
风池穴　　听会穴

完骨穴

胆经是由头部沿身体侧面达到脚尖的一条非常长的经脉。从外眼角开始，胆经先往上达到额头鬓角处，后下行至耳后，由颈侧经肩进入锁骨上窝。其中一个分支会从耳朵后面进入耳中，经耳前走到眼角外侧；另一个支脉从眼角外侧往下经眼下、下颌角、颈部、胸部，通过肝、胆，绕过阴部毛际，进入髋关节；还有一个分支从锁骨往下经胸侧、髋关节，沿大腿外侧、膝外侧、小腿外侧、外踝前，从足背进入第四趾外侧。

如果想要改善大腿外侧的脂肪堆积状况，可以试试"敲胆经"：双手握拳，顺着臀部侧边，由上往下轻敲胆经位于臀部侧边往下经过膝盖外侧的部分。同时可以针对环跳穴、风市穴、中渎穴、膝阳关穴这几个穴点加强刺激，效果更佳。

失眠

因现代人的生活形态发生了改变，许多人的睡眠质量每况愈下。失眠的类型可以分为三种，分别为入睡困难型、熟睡困难型和清晨早醒型。如果在床上辗转反侧超过 30 分钟还是无法入睡，而且总是觉得前半段睡眠为浅睡眠状态，就属于入睡困难型。如果是躺在床上可以很顺利入睡，但睡到一半容易醒来，或者无法熟睡，一直感觉处于浅睡眠的状态，就属于熟睡困难型。如果是躺在床上能顺利入睡，睡着后的睡眠质量也还不错，就是很容易早醒，而且醒来之后就睡不着了，这种情况属于清晨早醒型。

中医认为，上述这些失眠的情况，与饮食、作息或潜在疾病相关。平时生活不规律、有饮酒习惯的人，往往会因为饮食不当伤及脾胃，加上湿热内蕴，上扰心神，就容易引起睡眠不安。这种情况中医通常会给予芳香化浊湿、和胃降呃逆的中药材，改善睡眠效果不错。

如果是睡眠习惯不佳，有熬夜习惯，通常建议改掉熬夜习惯。如果万不得已，必须熬夜，那熬夜时就不要再吃任何食物。《黄帝内经》认为"胃不和则卧不安"，就是说如果脾胃失和，痰湿内蕴，心神受扰，就容易失眠又多梦。

按中医阴阳学说的观点，"盖寐本乎阴，神其主也，神安则寐，神不安则不寐"。失眠在中医古籍中被称为"不寐"，而人体为顺应天人合一，入夜则寐，入昼则寤。中医认为，失眠的成因主要可归于心脾两虚，心胆气虚，肝郁血虚等。不易入眠、多梦、易醒都算失眠。如果属于瘀血内阻，阴虚火旺症型，除了失眠外，也常合并情绪烦躁不安、头痛、心悸、精神紧张等症状。因此，中医在治疗失眠方面，主要依辨证论治来改善气虚——气血通畅就有助于睡眠。

中医治疗失眠的优势有很多，除了能分别针对忧郁、火气旺、压力大等不同失眠原因对症下药外，还兼具补身、调理体质的作用。若长期仰赖安眠药或镇静剂助眠，可能会导致嗜睡、昏沉、药物成瘾等问题，甚至可能导致交通上和工作上的意外。

保健食疗：远志酸枣仁粥

材料：远志、酸枣仁各 30 克，大米适量。

做法：将所有药材、食材洗净后，加入适量水，煮开后小火煮至米熟即可。

功效：远志能安神益智，祛痰消肿；酸枣仁能镇静宁心。两者合用有助于纾压解郁，并提升睡眠质量。

三大保健穴位：放松心情并协助入睡

按压耳神门穴、太冲穴以及涌泉穴，每次按压 5 秒，每回 20 次，每天数回。平时按压可改善睡眠品质，若经常反复失眠可以增加按摩频率。

耳神门穴

位于耳朵最上方的三角窝里，按压此穴可以帮助睡眠、缓解疼痛、清热安神及调整自主神经。耳朵对应的是全身器官，每天捏、搓、拉自己的耳朵就能辅助改善失眠的情况，调整紧张焦躁的情绪，并启动身体的自愈力。

太冲穴

位于足背侧，大脚趾和第二趾中间两根骨头交会的凹陷处，为足厥阴肝经的穴位，能够反映肝经以及肝的状况。按压太冲穴具有疏肝解郁的作用，肝火旺盛、心情焦虑、郁闷及失眠的人经常用指腹按揉此穴就可以平肝熄风，清肝明目。

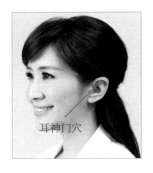
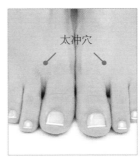
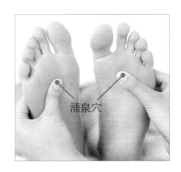

涌泉穴

位于足底前部凹陷处，即第二趾和第三趾趾缝与足跟连线的前 1/3 处，当用力弯曲脚趾时，足底前部出现的凹陷处，就是涌泉穴。轻轻点按涌泉穴有助于调节自主神经、促进血液循环及舒缓情绪。每天晚上睡前用热水浸泡双脚，有助于获得一夜好眠。

膀胱经：缓解腰痛、肩周炎的症状

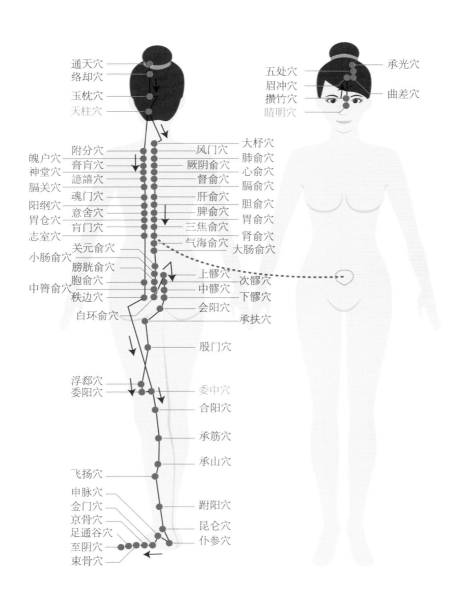

通天穴
络却穴
玉枕穴
天柱穴

五处穴
眉冲穴
攒竹穴
晴明穴

承光穴
曲差穴

魄户穴
神堂穴
膈关穴
阳纲穴
胃仓穴
志室穴

附分穴
膏肓穴
譩譆穴
魂门穴
意舍穴
肓门穴

风门穴
厥阴俞穴
督俞穴
肝俞穴
脾俞穴
三焦俞穴
气海俞穴

大杼穴
肺俞穴
心俞穴
膈俞穴
胆俞穴
胃俞穴
肾俞穴
大肠俞穴

小肠俞穴

关元俞穴
膀胱俞穴
胞肓穴
秩边穴
白环俞穴

上髎穴
中髎穴
下髎穴
会阳穴

次髎穴

中膂俞穴

承扶穴

殷门穴

浮郄穴
委阳穴

委中穴
合阳穴

承筋穴

承山穴

飞扬穴

申脉穴
金门穴
京骨穴
足通谷穴
至阴穴
束骨穴

跗阳穴
昆仑穴
仆参穴

膀胱经开始于内眼角的睛明穴，往上交会于头顶的百会穴。

膀胱经从头顶入内络于脑，经络却穴、玉枕穴，从项部的天柱穴分开下行。一条支脉沿左右肩胛内侧下行到腰部，进入脊旁筋肉，联络肾脏及膀胱；另一条支脉从腰部分出，沿脊椎两旁下行，穿过臀部，进入委中穴；还有一条支脉，从肩胛内侧分别下行，经过环跳穴，沿大腿外侧后面下行与前一条支脉会合于委中穴，再由此向下从足外踝沿足背至小趾外侧，交于肾经。

膀胱经是同时调理尿液和汗液的通道，能够让脏腑多余的水湿通过膀胱经上的俞穴及时排出。所以，通过刺激膀胱经，可以促进全身的血液循环及新陈代谢，将人体的废物以尿液的形式排出去。

腰痛

许多人都曾有腰酸背痛的经历。从西医的角度来看，造成腰痛的原因有可能是泌尿系统的问题，如泌尿系统结石；也有可能是生殖系统的问题，如女性的骨盆腔发炎、卵巢囊肿，男性的精索静脉曲张、附睾炎等；还有可能是神经肌肉骨骼系统的问题（也是造成腰痛的最常见原因），如姿势不良造成的肌肉拉伤、椎间盘突出、脊柱侧弯或骨刺等（这样的因素导致的后腰痛，通常在调整姿势、增加休息、适度按摩后可以得到缓解）；亦可能是消化系统的问题，如胆结石会导致右上腹牵扯至右腰部疼痛，胰腺炎也有可能引起左腰痛；其他问题，如皮肤的带状疱疹、肾脏发炎，甚至肿瘤等。

许多人认为腰痛就是"肾虚"导致的，因此拼命吃各种补肾药材，但腰痛反而越来越严重。其实，临床上有许多腰痛都不是肾虚引起的，也不是真的存在腰椎结构性的损伤，而是身体受了寒湿。我曾遇到一位大学男生，年纪轻轻就受腰痛所苦，遍寻名医检查都说他腰部正常，他却腰痛到无法站直。后来通过问诊，我发现这位大学生因为夏天天气热，所以长期睡在地板上，又因其住处严重西晒，所以他甚至躲到地下室睡觉。除此之外，平常他也冷饮冰水不离手。以上所述，就是他腰痛到站不直的原因。

这种腰痛，中医认为是"肾着"，意思就是与肾相对应的腰部，出现了"湿重黏浊"的现象。身体的湿邪停留在腰部，而腰为肾之府，中医的肾除了与人体水液代谢相关外，还主藏精、主骨，主司二便，主管人体生长发育、生殖繁衍等生理功能。中医认为"肾为先天之本"，但先天之精的肾，必须依赖后天之精的脾不断滋补来得以充实。因此，"肾着"导致的腰痛，与其补肾，不如使用健脾化湿的药材，效果更佳。

保健食疗：杜仲炒腰花

材料：猪腰花 150 克，杜仲粉 5 克，姜丝、油各适量。

做法：以少许油爆香姜丝，加入猪腰花炒至表面略焦，加入杜仲粉略炒即可。

功效：腰花富含维生素 A、叶酸及铁，可提升人体造血功能；杜仲可强壮筋骨，健脾利湿，有助于补益气血，改善腰痛。

三大保健穴位：缓解腰痛，活络筋骨

按压肾俞穴、腰腿点以及承山穴，每次可按压 5 秒，每回 20 次，每天数回。平时按压可疏通与腰部相关经络，若局部腰侧不舒服，则可以加大按摩力度以缓解症状。

肾俞穴

位于人体腰部，第二腰椎棘突下，左右二指宽处。正坐时，先吸气摸到肋骨的下缘，在侧腰部，沿着肋骨的下缘画一条水平线，交叉在腰两旁的肌肉上，这就是肾俞穴。肾俞穴属足太阳膀胱经，按压此穴有补肾助阳，调节生殖功能，缓解腰痛、肾脏病、高血压等作用。

腰腿点

位于手背第2、3掌骨及第4、5掌骨之间，腕横纹与掌指关节中点处，左右手各两穴。按压此穴对于扭伤、风湿、劳损等所致的急慢性腰腿疼痛均有缓解效果，特别是缓解急性腰扭伤效果最佳，对慢性腰病也有一定疗效。

承山穴

位于小腿肚下方正中处，肌肉分成"人"字形的中间。承山穴属于足太阳膀胱经，主一身之阳气，一方面是全身承受压力最多的筋、骨、肉的集结之处，另一方面又是人体阳气最盛的经脉枢纽。按压此穴能振奋膀胱经的阳气，排出人体湿气，改善腰背酸痛。

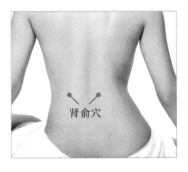

肾俞穴

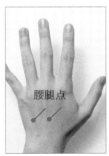

腰腿点

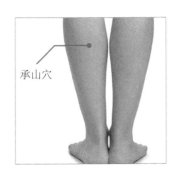

承山穴

肩周炎

肩周炎是一个在日常生活中经常听到的名词，患上肩周炎会导致整个肩膀的活动角度受限制，并可能伴随不同程度的疼痛。易患肩周炎的不是只有50岁左右的人，也不是所有的肩膀痛都是肩周炎。肌肉或肌腱发炎也会导致肩膀痛。肌腱发炎，有时一动就会痛到想掉眼泪，所以很多人会刻意避免使用疼痛的肩膀，结果反而使关节慢慢粘连，最后演变成肩周炎。所以如果手臂抬不起来，内衣扣不到扣，甚至连梳头、伸手拿东西都受限制，就要警惕可能是肩周炎找上你了。

中医认为，现代人长期坐在电脑前工作，经常低头看手机，一旦单一姿势持续过久，使风、寒、湿邪得以乘虚侵袭肩部经脉，就会导致经脉凝滞而诱发肩周炎。年纪未到50岁的人，理论上肩关节不会无缘无故地粘连，肩背也不应因为退化而疼痛。但是，还是有许多年轻人饱受肩周炎困扰，他们大部分还是因为肩背的气机不通，经脉阻塞，才出现了肩痛、脖子疼等症状。一旦气机通畅、气血充足，就会使肩背挺直、肩膀灵活，人也就精神多了。

有些与内科相关的疾病也会导致肩周炎，例如糖尿病、甲状腺疾病、颈椎长骨刺、颈椎间盘突出压迫颈神经等。这些情况导致的肩周炎，调理时要使患部保持温暖、气血通畅。所谓不通则痛，但按摩或做康复训练时千万不要过度，应以温和的放松为宜。利用中医经络穴位的原理，刺激远端经络相关的八脉交会穴，控制疼痛的"总闸门"，可有效缓解因为经络阻塞造成的疼痛。同时记得，治病求源，风、寒、湿邪侵袭是造成肩部局部气血瘀滞不通的原因，因此务必先祛除外界环境的湿邪，并加强身体的除湿能力。这才是调理肩周炎的关键。

保健食疗：桂枝番茄牛肉汤

材料：牛肉片 120 克，桂枝 20 克，红枣 6 枚，番茄 1 个，姜 4 片，葱白 4 段，油少许。

做法：将桂枝及红枣泡水 3 小时以上备用，番茄切丁备用。以少许油爆香姜片，将番茄丁炒软，加入桂枝、红枣，倒入 500 毫升清水煮开后转中火，随后加入牛肉片，转小火煮熟即可。

功效：桂枝味辛甘，性温，入心、肺、膀胱经，能够缓解受风寒湿冷导致的肩臂肢节疼痛；牛肉和红枣可帮助补血、补充体力，有助于身体恢复元气。

三大保健穴位：缓解肩周炎症状

按压肩井穴、后溪穴以及条口穴，每次可按压 5 秒，每回 20 次，每天数回。平时按压可舒缓肩背不适症状，若局部活动严重受限，可以加大按摩力度。

肩井穴

位于肩部最高处，大椎穴和肩峰连线的中点，属足少阳胆经。通过轻柔且缓慢地按摩肩井穴，有助于缓解工作压力，解除肩颈僵硬。平常

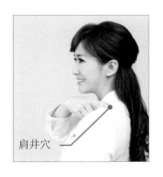

肩井穴

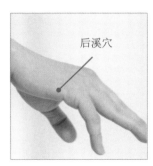

后溪穴

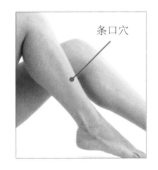

条口穴

用热毛巾温敷后颈与肩膀，或洗澡时以喷头对肩井穴冲淋热水持续数分钟，都可以通经活络，改善肩颈僵硬。

后溪穴

位于小指尺侧，第五掌指关节后的远侧掌横纹头赤白肉际处，也就是手掌掌纹俗称"感情线"的起点处。后溪穴是手太阳小肠经的腧穴，又为八脉交会之一，按压此穴有疏经利窍、宁心安神的作用，可振奋身体阳气，缓解腰椎的压力。

条口穴

位于小腿前外侧，外膝眼下8寸，距离胫骨前缘一横指处，属于足阳明胃经。按压此穴可缓解肩背疼痛、膝腿疼痛、腹痛腹泻等症。经常按摩条口穴可以舒筋活络、理气和中、疏利气机、清除湿热。

肾经：预防糖尿病、白带异常

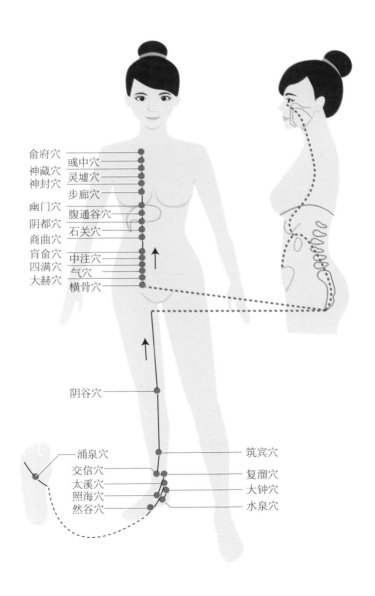

俞府穴　　　　彧中穴
神藏穴　　　　灵墟穴
神封穴　　　　步廊穴

幽门穴　　　　腹通谷穴
阴都穴　　　　石关穴
商曲穴

肓俞穴　　　　中注穴
四满穴　　　　气穴
大赫穴　　　　横骨穴

阴谷穴

涌泉穴　　　　　　　　　筑宾穴
交信穴　　　　　　　　　复溜穴
太溪穴　　　　　　　　　大钟穴
照海穴　　　　　　　　　水泉穴
然谷穴

肾经从足小趾开始，走向足底的涌泉穴，沿着足内踝的后面上行，一条分支进入足跟，向上沿小腿后侧内缘，至膝后腘窝、大腿内侧，穿过脊柱连接到肾与膀胱。主干从肾出来，向上穿过肝脏和横膈肌，进入肺脏，沿着喉咙到舌根两旁。另一条支脉，从肺出来联络心，并将肺气注入胸中。

中医说肾主水，按摩大腿内侧的肾经可以推动淋巴及血液的流动，改善双腿浮肿的状况，并且能调理内分泌，达到瘦腿及美容养生的效果。如果想要改善大腿内侧松弛及脂肪堆积的状况，记得要由下往上轻拍肾经。

糖尿病

正常情况下，身体会将吃进去的淀粉类食物转化成葡萄糖，作为身体的"燃料"。体内胰腺分泌的激素被称为胰岛素，可以帮助葡萄糖进入细胞，为身体提供能量。如果人体无法产生足够的胰岛素，葡萄糖就无法进入细胞，血糖浓度就会升高。如果血糖高于正常值，便被称为糖尿病。

糖尿病初期大多没有明显症状，之后慢慢会出现"三多一少"的症状，也就是吃多、喝多、尿多，体重减轻。同时会有疲倦、四肢无力、四肢麻痹、全身衰弱等感觉。有时还会有皮肤瘙痒、视力减退、抵抗力降低、皮肤愈合能力变差等症状。一般认为糖尿病与遗传相关，40岁以上体型肥胖的中老年人，如果情绪、压力、营养等失调，也易患糖尿病。

糖尿病患者在控制血糖时，需要饮食、运动、药物三者间的相互配合。饮食方面，建议避免甜食，避免饱和脂肪酸过多的食物，以预防肥胖及动脉粥样硬化。运动的目的是促进胰岛素分泌，同时消耗多余的脂肪，维持体重，改善血脂异常状况，增加高密度脂蛋白胆固醇，以预防动脉粥样硬化。常见的治疗方法有口服降血糖药或注射胰岛素等。

中医认为，对糖尿病的治疗，与其一味地限制糖分的摄取，不如加强体内胰岛素受体的感受性。糖尿病在中医中被称为"消渴症"。《黄帝内经·素问·奇病论》认为，"此人必数食甘美而多肥也，肥者令人内热，甘者令人中满，故其气上溢，转为消渴。"意思是说，饮食口味较重，嗜吃辛辣，过于进补，或饮酒过量，都容易使人体内生湿生热，久而久之，便会出现消渴症。

中医古籍《兰室秘藏》认为，血中伏火，津液不足，燥热为病。火可分为实火与虚火，实火邪热有余，虚火真阴不足。实火的"邪热有余"是指因为饮食、作息、疾病、感染、压力等外在因素，导致血糖不稳定，继而发生糖尿病。通常实火引起的邪热有余，只要将病因去除，血糖大多可维持正常。"虚火真阴不足"则是指内分泌代谢异常，本身体质不佳或不当的作息改变了身体的状况，影响了血糖的稳定性，例如更年期女性容易出现血糖不稳定的情况。中医强调治未病，良好的生活方式和健康的饮食习惯，都有助于预防糖尿病。

保健食疗：降血糖粥

材料：山药 100 克，瘦猪肉片 50 克。

做法：山药切片后与瘦肉同煮，煮沸即可。

功效：山药性平味甘，可健脾益肾、补气养阴。山药所含多糖具有抗氧化作用，有助于调节免疫功能，可用于治疗因糖尿病引起的脾胃虚弱、体倦虚劳等症状。

三大保健穴位：帮助稳定血糖，增强体质

按压鱼际穴、太溪穴以及然谷穴，每次可按压 5 秒，每回 20 次，每天数回。平时按压这些穴位可辅助稳定血糖，若血糖情况控制不佳，可以增加按摩次数以改善体质。

鱼际穴

位于手掌面第一掌指关节后凹陷处，也就是大拇指根部肌肉隆起处的赤白肉际。鱼际穴是手太阴肺经的穴位，按压此穴可以化肺经水湿，散发脾土之热，有泻热宣肺、散瘀润肤，协助稳定血糖的作用。平时按摩鱼际穴可以两手互敲，以稍微感觉疼痛为度。

太溪穴

位于脚内踝后方与脚跟骨筋腱之间的凹陷处，是肾经的原穴。原穴能够激发、调动身体的元气，然后把它储藏到涌泉穴，这样就有了健康的根基。

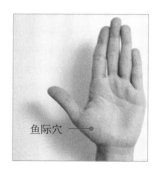

鱼际穴

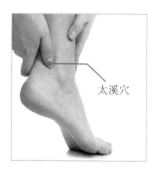

太溪穴

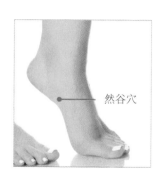

然谷穴

然谷穴

位于脚内侧，足舟骨粗隆下方凹陷处。然谷穴是肾经的穴位，按压此穴的作用是升清降浊、平衡水火、调理阴虚火旺，对缓解因糖尿病引起的口干舌燥效果很好。每天持续按揉然谷穴 10 分钟，还能改善胰岛素抵抗的情况。

白带

白带是女性的阴道分泌物，由女性生殖器官的各部位分泌出来的黏液及渗出物混合而成。正常生理情况下，白带可使阴道保持湿润，由阴道乳酸杆菌帮助维持阴道环境的健康。没有白带是不正常的，但白带过多也不正常。正常的白带应该是无色、无异味的分泌物。异常的白带通常带有颜色，有味道，甚至带血，同时可能伴随其他不舒服的症状，此时就要提高警惕。

乳白色或豆腐渣状的白带，一般认为是念珠菌感染所致，通常会合并外阴瘙痒或灼痛感。如果阴道分泌物呈黄脓样、有泡沫，同时有外阴瘙痒的症状，一般为老年性阴道炎、慢性宫颈炎、子宫内膜炎，通常是由化脓性细菌感染引起的。如果是带血的白带，要先确认是否因恶性肿瘤引起，如果停经后还有带血的白带，要注意是否是宫颈息肉或宫颈癌等。

在排卵期及月经前后正常的白带，是不需要治疗的，胡乱用药，用洗液，反而会使阴道的正常菌群遭到破坏，让念珠菌乘虚而入。例如惯性冲洗阴道的行为，除了会破坏原本的阴道生态，也容易把外来的病原体冲入骨盆腔内，导致骨盆腔发炎。

　　俗话说，十女九带。带下是妇女常见的困扰。正常女性从青春期开始，因为肾气充足、脾气健运、任脉通调，所以月经会准时来，同时带脉坚固，阴道内会有正常的少量透明无味的黏性液体。尤其在排卵期间，白带具有润泽阴户、防御外邪的作用。带脉是位于人体腰腹之间，唯一一条横向运行的脉络。"带"字有腰带的意思，因为横行于腰腹之间，统束全身直行的经脉，状如束带，所以称为"带脉"。

　　傅青主在《傅青主女科·带下》中明确指出，带下俱是湿症。湿邪是带下病的关键。临床带下依五种颜色区分，常见为白带及黄带。如果带下色白量多且清稀，属白带，多因脾虚湿盛、肝郁不舒、带脉不固所引起。如果带下色黄浓稠，属黄带，多由湿热下注所引起。有带下困扰的女性，应避免过多食用冷饮，因为脾阳如果受损，体内多余的水湿就无法排出，便会形成痰饮，进而造成身体的肥胖。如果水湿下渗到带脉，带脉固摄不佳，就会造成白带增加。

保健食疗：完带汤

　　材料：车前子 10 克，白术、苍术各 3 克。

　　做法：将上述中药材装入药包里绑紧，以 1 000 毫升水煮开约 10 分钟后，取药汁即可。

　　功效：车前子可明目利水，清热祛痰；白术及苍术可以益气健脾，燥湿固下，改善白带过多的问题。

三大保健穴位：改善白带过多的问题，调节免疫力

　　按压妇科五穴、关元穴以及阴廉穴，每次可按压 5 秒，每回 20 次，每天数回。平时按压可缓解阴道分泌物过多的症状，若阴部瘙

痒、不舒服，可以加大按摩力度以缓解症状。

妇科五穴

位于大拇指第一节内侧，距中央二分半处，从掌指横纹起，每上二分一穴，合计五穴。按压妇科五穴可调理子宫肿瘤、子宫发炎、卵巢炎、不孕症、月经不调、赤白带下等，是临床上调理痛经及白带过多的常用穴。

关元穴

位于肚脐下 3 寸，约四横指处。关元穴是小肠经的穴位，小肠之气结聚此穴，为先天之气海，是养生吐纳、屏气凝神的地方，古人称之为人体元阴元阳交关之处。关元穴要保持温暖，可用吹风机温热。按摩关元穴可以补肾虚、治痛经、调带下。

阴廉穴

位于大腿内侧，在耻骨联合上缘旁开 2 寸，再直下 2 寸，长收肌外缘处。取穴时先立正站好，两手插于腿外侧，掌心贴腿，四指并拢平贴小腹，小指刚好在腿根部的位置，无名指指尖所在处就是阴廉穴。按压阴廉穴可调理白带异常、不孕症、膀胱反复发炎及月经不调等疾病。

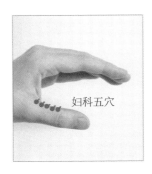

妇科五穴

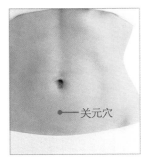

关元穴

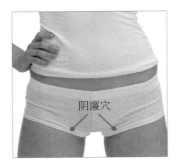

阴廉穴

三焦经：战胜心血管疾病

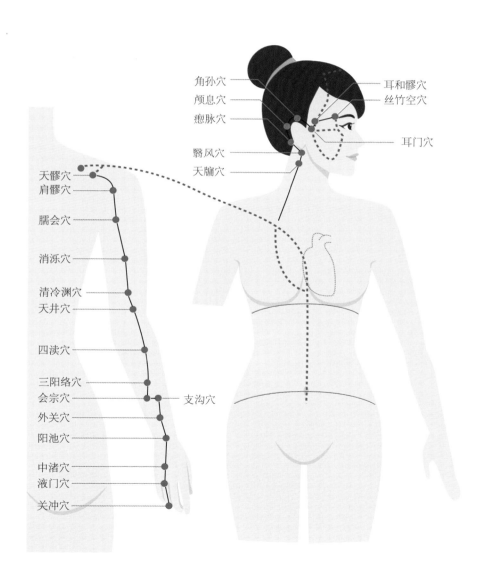

角孙穴
颅息穴
瘛脉穴
翳风穴
天牖穴

耳和髎穴
丝竹空穴
耳门穴

天髎穴
肩髎穴
臑会穴
消泺穴
清冷渊穴
天井穴
四渎穴
三阳络穴
会宗穴
外关穴
阳池穴
中渚穴
液门穴
关冲穴

支沟穴

三焦包括上焦、中焦、下焦。上焦包括横膈以上的胸部、心、肺和头面部，功能为气的升发和宣散。中焦包括横膈以下、肚脐以上的上腹部，功能为脾和胃的运化，是气机升降之枢纽，气血生化之源头。下焦包括胃以下肝、肾、小肠、大肠和膀胱，主要功能是排泄粪便及尿液。如果病邪侵犯三焦，会在各脏腑间辗转流窜，例如下焦受到燥邪，会耗损阴液，出现肝肾阴虚的现象，表现为面红身热、手足心热、口干舌燥及疲倦、耳鸣等。

　　体内湿气的生成，从中焦脾胃开始，输送到上焦的心肺，最后再回到下焦的肾与膀胱。如此循环，与三焦脏腑的功能息息相关。

心血管疾病

　　很多人出现过阵发性的胸闷感，这多与劳累有关，但这一症状3～5分钟后就可缓解，因而没有引起人们的注意。然而通过检查我们就会发现，这很可能是冠心病。患者也许会说从来没察觉到胸痛，其实是因为有心血管相关疾病的人，并不一定都有胸痛的症状。有些人只会偶尔感觉胸闷、胸口灼热，甚至是腹胀、腹闷，但这些都可能是冠心病的临床表现。因此，遇到阵发性胸闷，应该要警惕冠心病的可能。

　　心脏是一个强壮而中空的肌肉组织，约有本人拳头般大小，负责向全身泵送血液。心脏本身也需要充足的营养与氧气。营养和氧气主要靠冠状动脉供给，只要这些血管保持通畅且正常运作，心脏就能保持正常的功能。若供应心肌血液的任何一条冠状动脉出现狭窄或阻塞，就会减少或阻断心脏的氧气及营养供给，导致心脏无法泵出正常的血液量，甚至影响控制心律的传导系统，严重的话会导致心律不齐甚至心力衰竭。

造成冠状动脉性心脏病的危险因素有很多，目前已确认的有遗传基因、种族、年龄等，还有高血压、糖尿病、高脂血症、肥胖、抽烟、慢性肾衰竭等。高危险人群若突然运动过度，用力提重物，酒足饭饱之后在太冷或太热时外出，压力太大，情绪突然起伏，甚至突然受到惊吓，都可能导致身体左侧的胸前部位产生疼痛或紧缩感，喘不过气来。

中医认为，心绞痛的发作与天气的变化相关，如因湿浊淤积引起心绞痛，就应祛湿化瘀，改善体内湿浊淤积的现象。湿，最能阻碍气的运行，只要体内水分代谢异常，就容易引起湿浊淤积。每次要降雨前，空气湿度就会增大，气压会降低，各种气流都流动不畅，此时人会感觉闷热不舒服。人体也是一样，如果体内湿度太高，湿浊淤积在胸口，甚至心脏部位，就会导致胸中的阳气无法舒展，一样会使人感觉胸闷气短。在阴雨天时，因外界的湿气重，会加重体内的湿气，使湿气更难排出体外。

水湿的运化要靠脾。夏天的暑湿本该借排汗排出，但人们更愿意躲在室内，开着空调，因此暑湿会淤积于体内。天气热时，人们又喜欢喝冷饮，爱吃生冷的食物，久而久之，就会外损体表的卫气，内伤脾胃的阳气，使脾的除湿功能大减。湿邪淤积于体内，阻碍心的阳气，因此导致心血管相关疾病反复发作，缠绵难治。

保健食疗：天麻丹参核桃粥

材料：天麻、丹参、核桃各 10 克，红枣 3 枚，大米适量。

做法：将所有食材洗净沥干，加入清水煮开后转小火续煮至米熟即可。

功效：天麻味甘性平，入肝经，用于疏通经络，降低周边血管和冠状动脉的阻力；丹参味苦性微寒，入心肝经，具有补益心气、减少血管发炎及血管粥样硬化的概率，临床上常用于预防心脑血管疾病；红枣帮助大补气血。以上食材适合有慢性心血管疾病者一起食用。

三大保健穴位：缓解心脏不适，保养血管

按压膻中穴、少府穴以及神门穴，每次可按压 5 秒，每回 20 次，每天数回。平时按压这三大穴位有助于缓解心脏不适症状。若心脏经常反复不舒服，在西医确认无须进一步处理的情况下，可以加快按摩频率以缓解胸痛症状。

膻中穴

位于胸部正中线第四肋间隙，两乳头之间。膻，指胸腔，内为宗气之海，属任脉，为足太阴脾经、足少阴肾经、手太阴肺经、手少阴心经四经之会穴。按压此穴有补气、活血、通络、开胸的效果，可以缓解神经系统造成的压力，并调节免疫力。

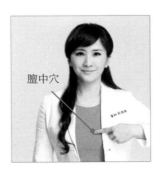

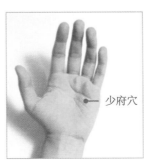

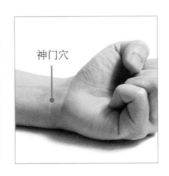

少府穴

位于手掌第四掌骨和第五掌骨之间，握拳时，小指尖所到之处就是该穴。经常按摩少府穴，可以促进全身血液循环，帮助预防心血管方面的疾病。"少"是"阴"的意思，"府"是"宅"的意思，也就是说心经气血都聚集在这个穴位，所以经常揉按少府穴可以发散心火，保养心血管。

神门穴

位于手腕处，掌心朝向自己时，在小指延伸到手腕关节的横纹处，即手掌根部末端的凹陷处。神门穴属于手少阴心经，按压此穴具有滋阴降火、养心安神的作用。经常揉按神门穴，可以改善焦虑、失眠、晕车、肩周炎、胃食管反流和更年期不适等症状。

任脉：改善自汗、类风湿性关节炎的症状

　　任脉为"阴脉之海"，起于人体的会阴穴，经由正中线的肚脐往上，止于下巴的承浆穴。任脉的中脘穴、水分穴、气海穴、关元穴是腹部除湿的常用穴位。距离肚脐下 1.5 寸的气海穴及距脐下 3 寸的关元

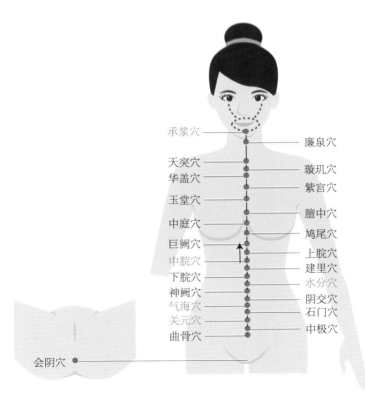

承浆穴 ————　　　————— 廉泉穴

天突穴 ————　　　————— 璇玑穴
华盖穴 ————　　　————— 紫宫穴

玉堂穴 ————

中庭穴 ————　　　————— 膻中穴

巨阙穴 ————　　　————— 鸠尾穴

中脘穴 ————　　　————— 上脘穴
　　　　　　　　　————— 建里穴
下脘穴 ————

神阙穴 ————　　　————— 水分穴
　　　　　　　　　————— 阴交穴
气海穴 ————　　　————— 石门穴

关元穴 ————　　　————— 中极穴

曲骨穴 ————

会阴穴 ●—————

穴，是调理月经，消除下腹肥胖的穴位。肚脐上 1 寸的水分穴，可调节体内水分的运行。肚脐上 4 寸的中脘穴，可调理上腹部肥胖。

自汗

出汗为人体的一种正常生理现象，每个人都会出汗，但是出汗也分为正常及不正常两种状态。正常出汗是身体调节体温、滋润肌肤、代谢废物的生理现象。出汗量和汗腺的活跃程度有关，排汗的过程容易受到情绪、饮食、体内激素、药物、疾病等因素影响。一般男性的汗腺较活跃，在紧张、疲倦、剧烈运动、环境闷热、吃热性食物时会增加出汗量，这是正常的现象。但是如果没有特殊原因，白天稍微活动一下就满头大汗，我们称之为"多汗症"，中医称其为"自汗"。

自汗的人，分成全身多汗及局部多汗。局部多汗常发在手、足、腋下、脸、额头等部位，有家族遗传倾向。全身多汗多与身体的疾病相关，常见于焦虑症、更年期综合征、低血糖、甲状腺功能亢进、癌症等。自汗，往往有不耐风寒、容易感冒、畏寒怕冷、容易疲倦等气虚湿重的症状。中医认为，汗是津液的一部分，经由身体阳气蒸发后，从体表的毛孔排出。出汗的过程可以将身体的湿邪排出，但过度出汗会损耗津液。中医认为，"汗为心之液"。汗由体内的精气生化而成，不可过泄，如果外泄太多，就会造成精气的损耗，进而出现全身乏力、食欲不振、疲劳倦怠等症状。出汗时容易遭受风邪和受凉感冒，所以大量出汗后一定要先换掉湿衣，以免让湿邪进一步入侵体内。

如果睡醒之后发现全身都湿透了，中医称之为"盗汗"。出现这种情况，可能是因为身体有某些疾病。糖尿病患者血糖代谢率增高，交感神经过于兴奋时，会发生盗汗。身体有感染时，会出现发烧症状，也会导致盗汗。更年期妇女因为内分泌失调，有夜间盗汗及心悸等现象。甲状腺功能亢进或有其他与身体激素相关的疾病时，也可能出现盗汗。

容易自汗者，记得别贪凉受潮。汗为阴液，而人的脚底是阴气汇集之处，容易出汗，所以一定要注意脚底的保暖及干燥。不建议夏天穿完全不吸汗、不透气的硬底塑胶鞋，如果脚部出汗后无法被鞋底吸收，又没有棉质的袜子可以吸汗，脚就会长时间处于湿漉漉的状态，很容易造成湿邪进一步侵犯，引起疾病。

保健食疗：百麦止汗饮

材料：百合、麦门冬各 30 克，柴胡、黄芪各 10 克。

做法：所有药材洗净后加入 2 000 毫升水，煮开后闷一下即可。

功效：此饮品有益气养阴、清热安神的作用，可以增强皮肤调节水分的能力。

三大保健穴位：改善多汗自汗的症状，收敛心气

按压百会穴、大陵穴以及复溜穴，每次可按压 5 秒，每回 20 次，每天数回，可改善自汗状况。若汗出得严重，可以加大按摩力度以缓解症状。

百会穴

位于头顶正中，取穴时要先把头低下来，取两边耳尖画直线与鼻

子到后颈画直线的交叉点。人体所有的阳经都上达头部，包括督脉、足太阳膀胱经、足少阳胆经、足阳明胃经、手太阳小肠经、手少阳三焦经等都在此交会，所以称为百会穴。按压百会穴可以调理自主神经失调，振奋阳气。

大陵穴

位于手腕内侧，腕横纹的中点处，是心包经的穴位。按压此穴的作用为燥湿生气。经常按揉此穴可以清心泻火，去除口臭，还可缓解手心出汗、腕关节疼痛、心痛心悸及失眠等症。

复溜穴

位于小腿内侧，在足内踝尖与跟腱后缘之间中点向上约三横指处，是肾经穴位。"复"是再一次的意思；"溜"是悄悄地消失。"复溜"的意思就是肾经的水湿之气在这里再次吸热，蒸发上行，气血悄悄散失，就像溜走了一样。按压复溜穴可以调理水液代谢失常，尤其是肾虚引起的出汗过多。

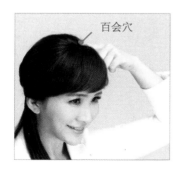

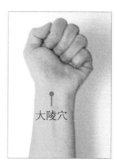

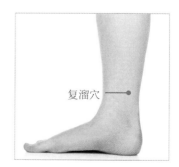

类风湿性关节炎

　　类风湿性关节炎会导致关节局部疼痛、肿胀和僵硬。如果一侧膝部或手部罹患了类风湿性关节炎，通常另一侧的膝部和手部也会患病。这种疾病可以同时侵犯多个关节，也可以侵犯身体的任何关节。罹患类风湿性关节炎的人的患处通常会有四大典型症状：红、肿、热、痛，同时，身体可能会出现不适、发烧和疲劳倦怠感。

　　类风湿性关节炎是一种免疫异常的疾病。如果出现对称性、多发性、大小关节都疼痛的症状，及关节处出现红、肿、热、痛，清晨起床时感觉全身特别僵硬，同时这种症状持续好几周都没有缓解，就应该提高警觉。

　　中医认为，类风湿性关节炎属痹证，病因依中医典籍《黄帝内经·素问·痹论》所言："风寒湿三气杂至，合而为痹也。其风气胜者为行痹，寒气胜者为痛痹，湿气胜者为著痹也。"类风湿性关节炎的发生与气候条件及人本身的体质和生活作息密切相关。外因如风、寒、湿、热之邪，久居潮湿之地，贪凉露宿，睡卧当风，暴雨浇淋，严寒内侵等；内因如正气亏虚，卫外不固，劳欲过度，精气亏损，年老体弱，肝肾不足，肢体筋脉失养，病后、产后气血不足，皮肤腠理空虚等，都可能引起痹症。

　　风邪引起的"行痹"，特点是关节游走性疼痛，治疗原则为祛风通络、散寒除湿。寒邪引起的"痛痹"，特点是疼痛固定、剧烈，治疗原则为温经散寒、祛风除湿。湿邪引起的"著痹"，特点是肌肤麻木，肢体关节重着，治疗原则为除湿通络、祛风散寒。风寒湿三邪合并引起的"风湿热痹"，特点是关节灼热红肿、发热，治疗原则为清热通络、祛风除湿。

一旦痹证日久，常出现痰瘀阻络、气血亏虚、肝肾不足等病变，治疗时应扶正祛邪，标本兼顾。中医可以有效改善患者体质，缓解疼痛。

保健食疗：什锦饭

材料：核桃、燕麦、小麦、芝麻、枸杞各 10 克，大米适量。

做法：所有药材洗净后放入电饭煲，加入适量水，煮熟即可。

功效：可减轻关节不适感。

三大保健穴位：改善类风湿性关节炎症状

按压阳溪穴、外关穴以及阳陵泉穴，每次可按压 5 秒，每回 20 次，每天数回，可缓解疼痛症状。如果局部单一关节特别痛，则可以使用热敷及增加按摩次数来缓解。

阳溪穴

位于腕背横纹桡侧，大拇指向上翘起时，腕部靠近拇指侧有一凹陷处即是阳溪穴，属大肠经。按压此穴有疏通气血、通经去瘀的作

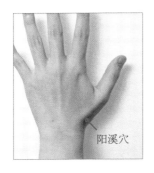

阳溪穴

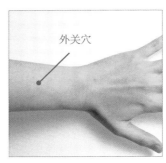

外关穴

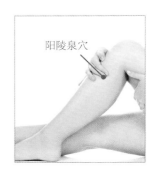

阳陵泉穴

用。按压此穴对于因为做家务或打字造成的手腕酸痛，或周围软组织的疾病，有很好的缓解疼痛的效果。

外关穴

位于腕背横纹上 2 寸处，是手少阳三焦经的络穴及八脉交会穴之一，也就是奇经八脉与十二正经经气相通的八个特定穴之一。因为经络阻塞造成的疼痛，例如坐骨神经痛、肩痛、腰痛、胁肋痛等，都可以通过按压外关穴清热解表，通经活络。

阳陵泉穴

位于膝盖斜下方，小腿外侧的腓骨小头稍前凹陷中，为八脉交会穴之一，属足少阳胆经。按压此穴可用于缓解各种关节肿痛、骨性关节炎、坐骨神经痛、风湿或痛风引起的膝酸肿痛，有舒筋活络，祛风寒湿热的作用。

肺经：摆脱咳嗽多痰、防感冒

　　身体肺经的走向，从中焦胃部开始，往下联络大肠，再返回胃，穿过横膈，入肺脏。从肺脏经过气管、喉咙，沿着腋下往手臂内侧走，

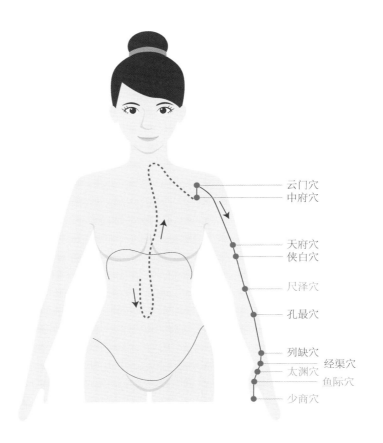

云门穴
中府穴

天府穴
侠白穴

尺泽穴

孔最穴

列缺穴
经渠穴
太渊穴
鱼际穴
少商穴

通过手肘处的尺泽穴，沿着前臂内侧桡骨边缘，进入寸口（桡动脉跳动的地方），也就是太渊穴，再经过鱼际穴，一直到大拇指的少商穴。

　　肺是通调身体水分津液的通道，当食物经过脾胃的消化后，养分会被运化到全身，再通过肺气将水分散到皮表，以发汗的方式排出体外；或以向下调降与肃清的方式，把水分输送到肾，经由肾的气化功能，转为尿液再排出体外。

咳嗽多痰

　　感冒时会出现咳嗽症状，有些人是干咳，有些人是咳痰，不同的人咳出的痰也有差异。真正的痰来自气管、支气管及肺，当这些部位发炎时，上皮细胞会分泌黏液，黏液堆积便会形成痰。健康的人会由咳嗽来排痰。由此可见，有痰，代表喉部以下的呼吸道发炎了，这才导致咳嗽有痰。其实，感冒多为喉部及以上部位（鼻、口、咽、喉）有问题，以致鼻黏膜分泌鼻涕，咽及喉发炎、充血、肿胀。口腔有唾液腺分泌口水，有时鼻涕也会倒流到口腔，加上咽及喉发炎肿胀的分泌物，使口腔的口水变黏，而因为咽喉不舒服，加上口腔口水变黏，所以咳嗽时的咳出物被认为是痰。

　　中医认为，肺为储痰之器。如果以自然界来比喻人体，肺脏就好比广阔的天空，负责调节天上的云雾雨露这些水湿代谢的过程。痰与肺相关，但不完全只是肺的问题。中医的痰，包括有形的痰，也包括无形的痰。有形的痰除了真正的痰，还包括口中黏腻不舒服的感觉；无形的痰，则是指由痰引起的一连串相关的症状，例如头晕目眩、心悸气短、神昏不清等。

中医认为，肺除了具有呼吸的作用，还具有往下降气的功能。"肺与大肠相为表里"是说两者具有表里关系，大肠得到足够的肺气，才能排泄，如果肺气不宣，就会影响大肠的排泄功能。咳嗽，是身体的保护机制，目的是使气管保持通畅，所以有痰的咳嗽，止咳并非首要任务，化痰及去除发炎因素才是首要任务。

对于咳嗽，民间有许多治疗的偏方与禁忌，比如久咳不能吃橘子、梨等水果。真是这样吗？中医针对咳嗽，可以分为热咳、冷咳、燥咳。热咳的痰颜色比较黄、稠，且吐出来的痰量较多，常伴随喉咙痛、黄鼻涕等。冷咳的痰则颜色偏白、稀薄，常感到有白痰、口水过多，同时会有畏寒、流鼻涕等表现。燥咳则让人觉得口干舌燥，虽然痰不多，但痰又白又黏，且喉咙痒，喉头黏腻的感觉一直都在，偶尔还会一阵狂咳。

如果是冷咳，老祖宗的经验告诉我们，不可以吃橘子、梨等水果。因为以中医的观点来看，这些水果属性较冷而且多汁，会让冷咳的患者痰更多，咳得更严重。

如果是热咳或燥咳，梨、橘子、杨桃、莲雾等水果，因性质偏冷又多汁，不但可以帮忙化痰降火气，还可以改善口干舌燥的情况，反而对缓解咳嗽有帮助。

保健食疗：沙参玉竹百合汤

材料：沙参、玉竹、百合各 30 克。

做法：将沙参、玉竹、百合洗净后，一同炖至药材软烂即可。

功效：此汤有润肺养阴、健脾和胃的作用，特别适合气虚久咳，肺燥干咳的患者。

三大保健穴位：提升肺气，止咳化痰

按压迎香穴、太渊穴以及丰隆穴，每次可按压 5 秒，每回 20 次，每天数回，可缓解咳嗽症状。若痰多不舒服，可以加大按摩力度以更好地缓解症状。

迎香穴

又称上鼻通穴，位于鼻翼外缘中点旁，在鼻唇沟中。按摩此穴可以通络止痛、宣通鼻窍、疏风清热，经常用于缓解鼻炎、鼻窦炎、过敏性鼻炎及头痛等的症状。通常用食指指腹揉按或直按迎香穴 1 分钟，以感觉酸胀为度，能通窍利鼻、提升肺气，缓解咳嗽症状。

太渊穴

属于手太阴肺经上的穴位，在人体穴位中占有非常重要的地位。取穴时手掌心朝上，太渊穴在腕横纹的桡侧。当大拇指立起时，有大筋竖起，筋内侧凹陷处，就是太渊穴。按压太渊穴，可以改善气血不足的问题，并对流行性感冒、咳嗽、气喘等有辅助治疗作用。

丰隆穴

此穴位不太好找，它在小腿前外侧，外踝尖上 8 寸，大约在外膝

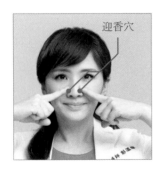

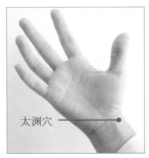

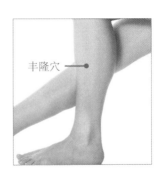

眼与外踝尖的连线的中点处。当感觉有痰却吐不出来的时候，丰隆穴会变得比平时敏感许多，非常容易找到。丰隆穴是中医针灸时最好的化痰穴，能够化痰湿、宁神，调理痰多、咳嗽等症状。当喉咙感觉有痰咳不出时，揉按此穴至发热，就会觉得喉咙清爽许多。

感 冒

中医认为，人属于大自然的一部分，身体的阴阳气血会因气候变化而受影响。自然界有"六气"，分别是风、寒、暑、湿、燥、火。若六气异常或过犹不及，超出人体的调适能力，侵犯人体引发疾病，就会变成"六邪"。从中医的观点来看，感冒被称为伤寒（跟西医所指的伤寒不一样），主要是风、寒、暑、湿、燥、火等六种外邪的其中一种入侵人体，使内脏失调而引起的疾病。不同邪气造成的症状各异，治疗方式也不一样。医圣张仲景所著的《伤寒杂病论》就是一本治疗感冒的专书。

一般来说，春季多风病、夏季多暑病、长夏多湿病、秋季多燥病、冬季多寒病。六邪多单独侵袭人体，但也会有两种或三种外邪合并导致生病的情况。其中，风邪为"百病之始"，"风"指的是无孔不入的空气自然流动。一旦伤风，就容易让寒或暑等其他邪气乘虚而入。换季时，冷暖失调，外露的皮肤是风邪入侵的管道，因此要适时添加衣物，避免风邪从身体表皮入侵。

夏季感冒，多发生在每年七八月。大热天感冒，听起来很不可思议，似乎身体非常虚弱，或经常感冒的人才会罹患。但其实夏天感冒的人比比皆是，而且比较多见于平时身强体健的年轻人。原因就在于夏季常见的湿邪很少单独出现，通常会与其他外邪相结合，如"湿邪"与"风邪"相伴就形成了"风湿"，当它们侵犯到骨骼关节，就会引发关节疼痛、肿胀不适、屈伸不利等症状。"湿邪"与"暑邪"相结合，便形成了"暑湿"。暑湿常发于夏季炎热之时与夏秋交替的时节，通常在本身正气低下，又贪食生冷冰饮，损伤脾阳的情况下，容易感受暑湿而发病。

中医对于感冒的分类比较细，主要是感冒通常会与当时的节气配合。若受到邪气侵袭，抵抗力又比较差就容易出现不适症状。外在气温对于人体气血运行的影响也很大，若是春夏，由于气候较为炎热，这时的感冒被称为"风热感冒"。夏秋之际的梅雨季节属于"风暑湿感冒"。秋天时秋高气爽偏干燥，因此这时的感冒为"风燥感冒"。秋冬之际天气较寒冷，容易得"风寒感冒"。比较常见的感冒就是风热感冒与风寒感冒两种，前者简称"热感冒"，后者简称"寒感冒"。

夏季感冒主要的原因是吹空调，如从炎热的室外进入开空调的室内，又或者是热得满头大汗，回家后立刻洗冷水澡或是喝冰水，让身体无法适应忽冷忽热的环境，导致感冒。夏季常见的感冒可再细分为两种，第一种是风热感冒，症状为身体热、排汗不顺、头痛、喉咙痛、燥热口干、鼻塞和咳嗽、痰黄。另一种为风湿感冒，除发热之外，还受湿气影响，导致汗少、口渴、头昏、四肢酸痛、心烦、咳嗽、痰黏。

夏季感冒的要因在于湿气，因此预防的重点是清热与祛湿，即从体表处驱逐邪气。中医强调"正气存内，邪不可干"，意思就是通过调整体内脏腑平衡，维持人体的正气及抵抗力来预防疾病。

保健食疗：葱白老姜茶

材料：葱白（含葱须）4 段，老姜片（带皮）4 片。

做法：200 毫升清水煮沸后放入葱白及老姜片，再煮 10 分钟后去渣即可。

功效：此茶有助于祛寒，适用于缓解风寒型感冒症状。

三大保健穴位：调节免疫力，预防感冒

按压风池穴、合谷穴以及神阙穴，每次可按压 5 秒，每回 20 次，每天数回，可预防感冒。若已有不舒服的症状可以加大按摩力度以缓解症状。

风池穴

位于颈后区，枕骨下发际凹陷处。风池穴是调理风病的特效穴。风池穴代表风邪易由此穴位进入脑，因此按压方向得往对侧的眼睛方向按压。例如按压左风池穴时，要往右眼的方向，用指腹稍用力按压刺激，可纾解头部沉重感、晕眩感，也能减轻鼻塞、眼睛胀痛等症状，特别适合缓解感冒症状。

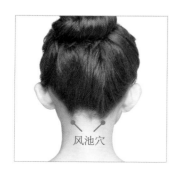

风池穴

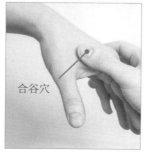

合谷穴

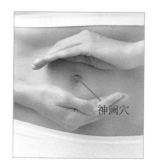

神阙穴

合谷穴

在拇指和食指虎口处，是手部痛感强烈的穴位。把拇指和食指合并，虎口处会出现隆起的肌肉，在其后方凹陷如山谷处，就是合谷穴。常刺激手部的合谷穴可以预防感冒。

神阙穴

神阙穴位于肚脐正中凹陷处，为人体任脉上的要穴，是身体阴气聚集之地，也是一个看得见又容易寻找的穴位。中医认为，肚脐为五脏六腑之本，元气归脏之根。因此建议平时多温养神阙穴，尽量不穿露肚脐的衣服，以保护阴气。经常热敷神阙穴或以艾条灸之，能调节免疫力。

第三章

顺应节气除湿，
健康又窈窕

传承老祖宗的智慧，
对应二十四节气养生

二十四节气反映了一年四季的变迁及雨、露、霜、雪等气候变化和物候特征，被订入历法，用来指导农民进行农业劳作，与"春耕、夏耘、秋收、冬藏"等农业活动息息相关，同时也是农民生活起居不可或缺的时间指南。二十四节气是依据地球绕太阳运行到二十四个规定位置为基础规划出来的，反映了日照角度与时间的关系。2016 年，联合国教科文组织将"二十四节气——中国人通过观察太阳周年运动而形成的时间知识体系及其实践"列入人类非物质文化遗产代表作名录。

人的体质包括先天从父母处遗传所得到的以及后天养成的两大类。人体在发育过程中，还会受到外界环境影响，从而表现出不同的体质状况。后天因素中的四季寒热温凉变化，居家环境以及饮食等，也时时刻刻影响着人的体质。所以，随着二十四节气反映的季节更替，人体也会表现出不同的生理状态。

体质可以再细分为三个类别，分别为体态、体能和气质。简单来说，体态就是通过外表的高矮胖瘦等特点来区分出不同的体质。体能指的是身体的能量状态，也就是中医常说的气、血、阴、阳、津液。当津液不足时，身体会偏热，呈现热性体质；当阳气不足时，身体会偏冷，呈现寒性体质。气质指的是每个人的心理状态或人格特质等。中医在判断体质时通常会合并体态、体能和气质三个方面，综合判断一个人的基本体质，因而有"肥人多湿，瘦人多火"的说法。

　　因此，如果发现自己是偏湿的体质，或感觉湿气很重，想预防湿气上身，请顺着大自然的规律，跟着二十四节气的脚步，通过各个季节常见的茶饮、汤品等进行食疗及经络保养，达到去湿清热、健脾补肾、养气补血、纤体瘦身、益寿延年的效果。

四季养生食疗和
经络调理帮身体除湿

春季除湿养生法

立春

春季有立春、雨水、惊蛰、春分、清明、谷雨六个节气。中医认为，春季是万物生发的季节，而立春是万物萌芽生长之始，此时万物苏醒，大地回春。立春为春季第一个节气，但此时还不算暖和，还有一波波寒流来袭。因此，"春寒料峭"是立春的代名词。

体质偏寒的人，特别要在立春时节预防湿寒之邪侵袭之苦的人，通常会有舌色淡红、舌苔白腻、手脚冰冷、怕冷、水肿、排便稀烂或水样等症状。同时，会有即使已经睡了很久，隔天早上还是不愿意起床的状态，还会感觉身体非常沉重，面部也容易浮肿。另外，春季也是体质偏寒的人罹患感冒的高峰期，稍有不慎就容易让外界的寒湿之邪入侵体内。

防止立春寒湿之邪侵袭的最重要

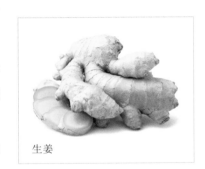

生姜

的措施是要保暖，避免长期处于潮湿的环境，衣着以宽松舒适为主。饮食上，要避免吃生冷的食物，同时多吃温热的食物。每天保持充足的睡眠，尽量不要熬夜。寒湿之气也可以通过适当的运动来改善，例如瑜伽、太极等。每天早上来一杯生姜红枣茶，对排除寒湿也非常有帮助。

雨水

随着雨水节气的到来，刺骨寒风渐渐消失，取而代之的是春风拂面、冰雪融化的湿润温暖的天气。立春过后，万物生长需要雨水的滋润，此时，也正好经常出现阴雨绵绵的天气。人体表皮的细胞经过一整个冬天的"休眠"，正准备伸展，毛孔也正由封闭状态转为张开状态。因此，这个时候人们常常会在不知不觉中受到湿邪侵袭而致病。如咳嗽、感冒等在这一时节经常发生。人体也经常出现身体有黏腻感、关节酸痛、食欲不振、皮肤起疹等湿重的症状。

在中医五行相生相克的理论中，春天与肝对应，肝属木，喜条达，主疏泄；脾属土，性敦厚，可生化万物，消化水谷，运送精微物质。春雨绵绵的节气，肝木正克脾土，因此湿邪最易困扰脾脏。中医理论中的"脾"对应的是现代医学的"胰腺"，与人体免疫系统及各种过敏体质息息相关。因此，在春季雨水时节，应该特别注重脾的养生，以消除湿邪的困扰。

皮肤容易过敏的人群，多半属于湿热体质。湿热体质的表现包括舌偏红，舌苔黄腻，脸部多暗疮、粉刺及挫疮，体味较重，白带量多、颜色偏黄，排便偏黏、偏软、偏臭，同时还经常容易感觉腹部鼓胀的。这种体质的人很适合在早上喝杯紫苏茶——紫苏具有宽胸利膈，促进肠胃蠕动的作用——也可以煮碗紫苏粥帮助脾胃除湿。

惊蛰

初春过后，天气转暖，桃花绽放，惊蛰时春雷乍动，震醒了许多在地底下冬眠的动物，同时枝头黄莺鸣叫，燕雀成群，一幅春意融融的画面。但体质偏虚的人往往无法感受这春日的活力，只会觉得疲劳、嗜睡、头昏脑涨、精神不济。

春困是惊蛰时节最常出现的症状，也多发于体质偏虚的人。一方面是因为体质偏虚的人难免会在冬季进补，补养身体的阳气，但进补过度很可能会导致肝胃火旺，对应春季主肝的特点，很容易导致肝火上炎，出现疲劳及无精打采的症状。另一方面是天气变暖时，皮肤毛孔也会慢慢舒张，末梢血管的血流增加会让供应大脑的血流及含氧量相对减少，因而出现昏昏欲睡，注意力不集中的现象。

体质偏虚的原因，除了先天因素之外，大多是因为受到情绪、饮食、生活习惯等因素的影响。中医认为，五劳七伤则体虚。意思是说，五种劳动行为过度和七种外在伤害，都会影响体内的脏腑。具体来说就是：久视伤血，久卧伤气，久坐伤肉，久立伤骨，久行伤筋；大饱伤脾，大怒气逆伤肝，强力举重、久坐湿地伤肾，形寒饮冷伤肺，忧愁思虑伤神，风雨寒暑伤形，大怒恐惧不节伤志。

体虚的人一吹风就身体不舒服，吃点比较凉的食物就会腹泻，对于疾病的抵抗力较弱，身体除湿的能力也不佳。体质偏虚的人，在

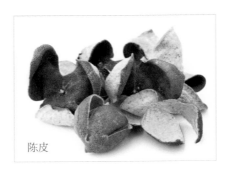

陈皮

惊蛰时节可以通过喝陈皮茶来除湿养身。陈皮性温、味辛苦，入脾、胃、肺经，能健脾理气、祛湿化痰，可以帮助体质偏虚的人排出身体的湿气。

春分

春分是一个阴阳平衡、昼夜等长、温度适宜的节气。此时，大地的阳气渐渐恢复，人体的阳气也会由里到外慢慢苏醒。春分时，天气会返潮：窗框、墙壁或玻璃上都会蒙上一层薄薄的小水珠，地面总是微湿的，衣服摸起来总是感觉不干爽。

正因为湿气重、露水多，所以对于体质不佳的人来说，这时候会容易出现湿气入侵的症状，最明显的就是腰酸背痛，身上黏腻不舒服，皮肤出疹子，甚至肠胃经常发炎。

湿气入侵人体时，按照程度轻重，表现也不同。中医认为，湿气在表皮，会有皮肤瘙痒、湿疹、头皮油腻、长痘等症状；湿气在肌肉，会有四肢酸软、疲累乏困的症状；湿气在骨骼，则会有关节不舒、风湿的症状。

因为脾主运化，脾胃出问题时，身体就不能有效地排出湿气，在水分分布不正常的地方，就会有湿气过重的表现。因此，要想去除身体的湿气，也建议从日常生活的饮食入手进行调整，多吃一些祛湿的食物，如红豆、地瓜、山药等。

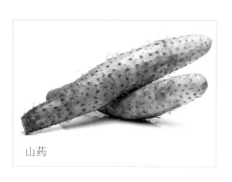
山药

清明

清明时节，天清地明，草木繁盛，此时大地渐暖，清气渐开。清明，即"上清下明"之意。这时候，养生的重点在于让饮食起居顺应自然，则天地对应的人体三焦之功能自然就会发挥作用：上焦对应心肺，如天；中焦对应脾胃，如地；下焦对应肝肾，如江河。体质偏虚的人如果能顺时养生，自然可以代谢体内的湿气。随着气温的不断升高，体质偏热的人，在清明时节易因环境潮湿，加上食入的升发之物较多，引起肝经湿热，导致盆腔发炎、泌尿系统发炎、白带增多等病症。

清明时节，人们会外出扫墓、踏青，对平常就缺乏运动的人而言，突然登高或远行，容易导致身体过于疲劳。此外，清明前后往往是喝酒聚餐的高峰期，而中医认为，"酒"为湿热之物，长期饮酒容易导致肝经湿热，容易出现疲倦、口干口苦、胸闷心悸、恶心腹胀，甚至胁肋疼痛等症状。严重时，会出现小便颜色变深，白皮肤变黄等症状。

肝为将军之官，肝经的作用是运筹帷幄，统帅身体"整个军队"，发挥全力"抵抗外敌"。肝藏血，唯有肝经气血充足，疏泄功能正常，身体才能真正发挥功能，使全身的经络通畅。清明时节可以试试按摩肝经，每天睡前，从脚的第一趾开始，沿着脚背、小腿内侧一直到大腿根部，以轻柔的手法抚摸拍敲。两侧轮流按摩10分钟，有助于排出身体的湿气，改善全身疲劳的情况。

谷雨

谷雨时节是春季的尾声，此时天气温暖，雨水增多，插秧及播种等都需要雨水的滋润。"雨生百谷"是此节气之名的由来。水为阴邪，易伤阳气，体质偏寒的人在此时特别容易受到湿邪的侵袭，容易出现筋脉拘挛、气血凝滞及疼痛等症状。空气湿度增加，容易诱发三叉神经痛，在脸部容易有阵发性、短暂性、闪电样的抽痛，如果不注意保暖，可能会反复发作。

　　体质偏热的人，在谷雨时节容易出现肝阳旺盛的情况，稍有情绪不稳，便会暴怒伤肝，导致肝气郁结，引发胸胁疼痛。肝气郁结，除了容易感到胸闷心悸、腋下不舒，还容易受到外界环境湿邪的影响，产生疲倦乏力、食欲减退、恶心呕吐等症状。此时可以按摩胸口的膻中穴，配合呼吸吐纳，边按边吐气，如此可以平缓心悸，疏肝解郁。

适合春季的除湿饮食良方

- ▼ 菊花枸杞茶
- ▼ 无花果扁豆汤
- ▼ 麻油黄芪炖鸡腿

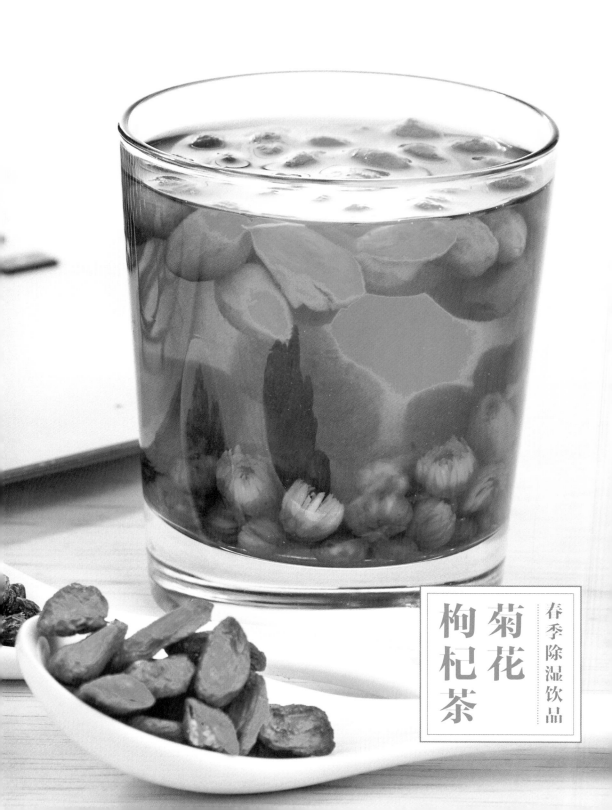

春季除湿饮品

菊花枸杞茶

■ 材料

菊花、枸杞	各 40 克
红枣	25 克
甘草	10 克

■ 做法

1　全部材料冲洗干净。
2　煮沸清水，放入所有材料后大火煮 10 分钟，再小火煮 10 分钟，放温后加适量蜂蜜调味，温服。

■ 保健作用

　　菊花可以疏散风热、清肝明目，枸杞可以滋补肝肾、益精明目，蜂蜜可以滋补脾胃。春天对应的脏腑为肝，肝开窍于目，肾也注精于目，故在春季服用菊花枸杞茶可以缓解眼睛干涩、眼睛红肿等症状。

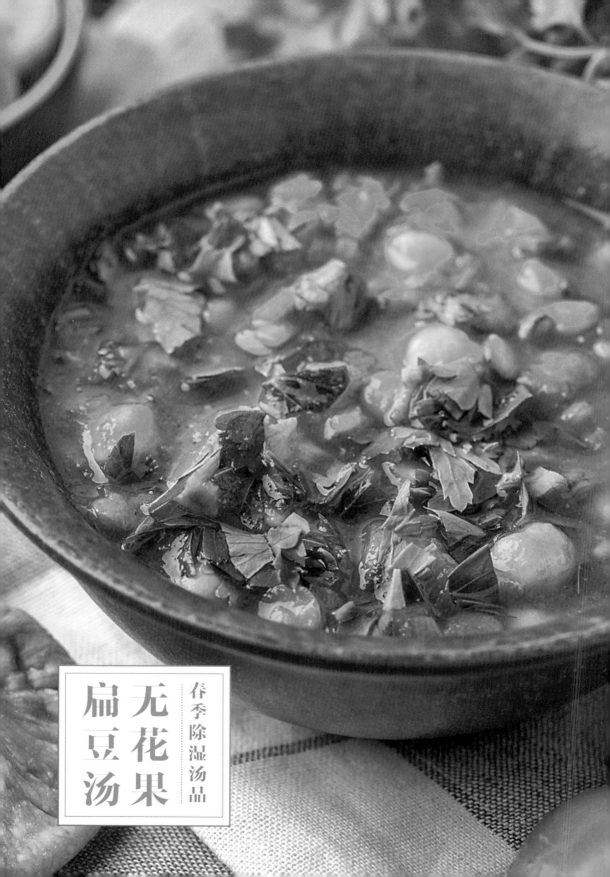

无花果扁豆汤

春季除湿汤品

■ 材料

扁豆	100 克
无花果	75 克
番茄、洋葱	各一个
月桂叶	1 片
葱	2 根
姜、油、盐	各适量

■ 做法

1　番茄去皮、洗净、切丁，洋葱切丁，葱切段，姜切片，扁豆及无花果冲洗干净，扁豆切段。

2　油爆香葱段、姜片，放入洋葱丁、番茄丁，以小火炒 5～7 分钟至变软。

3　转中火后倒入适量清水和月桂叶，煮 30 分钟。

4　放入扁豆段及无花果，盖上锅盖，再小火煮 30 分钟，加盐即可食用。

■ 保健作用

　　扁豆味甘，性平，入脾经、胃经，是补脾而不腻、除湿而不燥的健脾良品，能够调整肠胃功能，帮助去除体内湿气，对于春季常见的腹泻、呕吐、疲倦乏力等症状，具有辅助治疗的效果。无花果性平，味甘，入肺经、脾经、大肠经，可以健胃整肠、消肿解毒，同时也是高钾的食物，可以帮助排出体内多余的钠，有助消化、降血脂、润肠通便的效果，还能调节人体的免疫力。

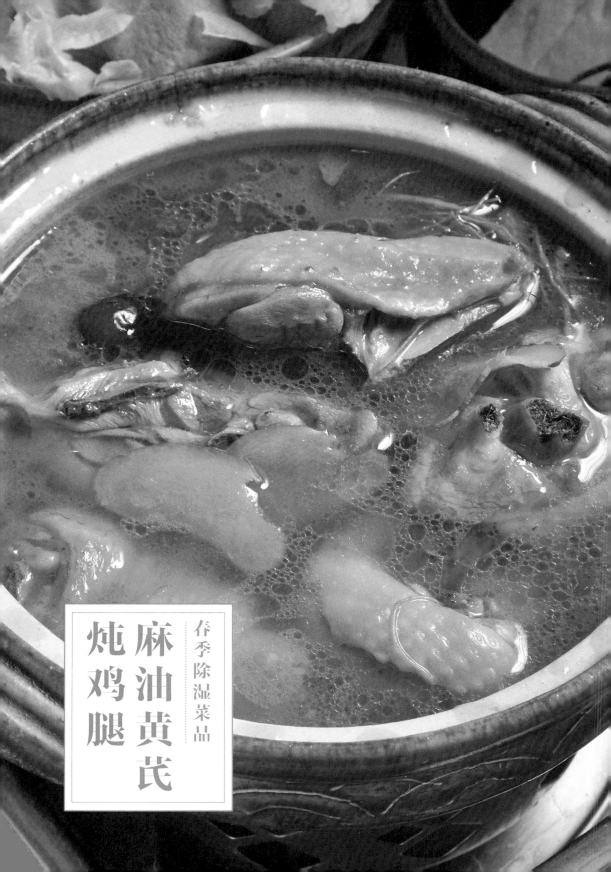

麻油黄芪炖鸡腿

春季除湿菜品

▌材料

黄芪	10 克
红枣	5 枚
鸡腿	1 个
姜片	2 片
大米、麻油、盐	各适量

▌做法

1. 黄芪用温水浸透，大米洗净，红枣去核。
2. 鸡腿先汆烫，去除杂质后捞起，用水洗净后切块备用。
3. 热锅下少许麻油，爆香姜片。
4. 煮沸清水，放入以上所有材料，大火煮 20 分钟，再用小火炖 20 分钟，加盐即可。

▌保健作用

　　黄芪为百药之长，能升补阳气，利水消肿，对气虚体质的人有补中益气、固本培元、和胃化湿的作用，尤其适合气虚容易疲倦，经常腹泻，容易伤风、感冒者食用。红枣有养肝护肝、增强体力的作用。麻油鸡是暖心暖胃的平民药膳，一家老小都适用，不仅营养好吃，也有滋补的效果。

春季养生经络按摩

右手食指及中指并拢，依序敲打以下九个穴位，通过这九个穴位的连续经络按摩，可以舒缓情绪，调节自身免疫力，在春季起到排毒及除湿的作用。

后溪穴（小肠经）—百会穴—攒竹穴（膀胱经）—太阳穴（胆经）—四白穴（胃经）—人中穴（督脉）—承浆穴（任脉）—缺盆穴（胃经）—渊腋穴（胆经）。

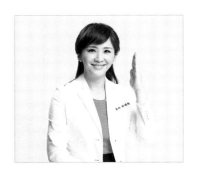

0 预备动作

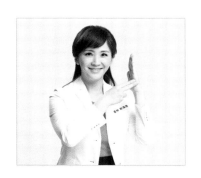

1 后溪穴（小肠经）

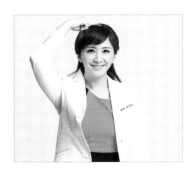

2 百会穴

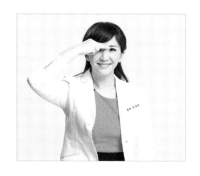

3 攒竹穴（膀胱经）

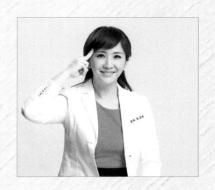

4 太阳穴（胆经）

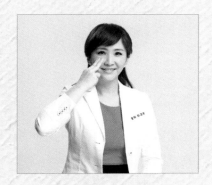

5 四白穴（胃经）

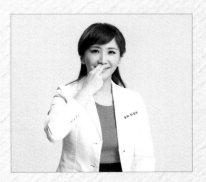

6 人中穴（督脉）

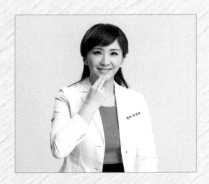

7 承浆穴（任脉）

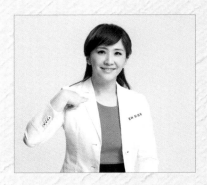

8 缺盆穴（胃经）

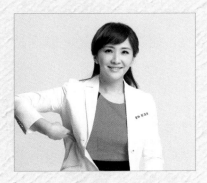

9 渊腋穴（胆经）

夏季除湿养生法

立夏

立夏代表告别春天，夏天到来了，此时节养生要特别注意心脏方面的养护。夏季属火，对应的脏器为心脏，所谓心为火脏。此外，心还主血脉，主神志。夏季因为气血循环旺盛，身体基础代谢高，所以精气神处于巅峰的状态。如果让全身的气血循环保持通畅，血液运载的营养物质便能供应全身，使五脏六腑、四肢百骸均能得到滋养，并维持正常的生理功能。

中医认为，暑热伤阴，在炎热的环境下，身体的津液容易流失，一旦导致脱水，元气便容易受伤。因此，夏季除了适时补充水分，也要维持心脏的活力，让身体的气血循环维持顺畅，才不会诱发心脏方面的疾病。

夏季也是盛产李子的季节。李子性平，味甘带酸，具有清肝热、生津液、利小便的作用。李子的果肉富含维生素 C，皮含有丰富的多酚抗氧化物，有助于防癌抗老；但李子所含的果酸容易引起肠胃溃疡及发炎，建议肠胃不适者慎吃。

小满

小满节气，是果实刚刚充盈，但未完全成熟的时刻，所以称之为"小满"。小满节气的特色为雨量充沛，也是一年之"湿"开始之时。

虽然整个夏天都高温多湿，但真正的"湿"，是由"小满"节气开始的。体质偏热的人，身体原本就多内热，湿热互结的结果就是使身体出现一连串如食欲不振、口苦胸闷、头重如裹、腹泻腹痛、皮肤发痒等症状。若小满时节湿气重，可以在饮食中加一些肉桂帮助身体排出湿气，同时温暖肠胃。肉桂是樟科常绿乔木肉桂的树皮干燥制成的，具有多种挥发性油，可以缓解肠胃不适，帮助增强消化吸收的功能。

芒种

到了"芒种"时节，也就进入了俗称的"梅雨季节"，此时通常是雨期较长的阴雨天气，且正值梅子黄熟，故又称之为"梅雨"。梅雨时节天气潮湿，湿气容易乘虚而入。中医认为，湿为阴邪，会伤人体阳气，因湿性重浊黏滞，容易阻遏气机，故湿病多缠绵难愈，这也是湿邪的病理特征。中医认为，在以湿为主的节气，如果没有适时地将湿气排出体外，就会导致"湿热中阻"，出现四肢沉重、食欲不振、心烦口苦、频繁腹泻、大便腥臭等症状。因此，除了避免久居潮湿环境外，也要合理安排作息时间，同时加强运动，增强体质，加快血液流通，帮助排汗，促进体内新陈代谢以及帮助水湿的排放和脾胃的运化。

"芒种逢雷美亦然，端阳有雨是丰年"，意思是说，芒种的雨水是丰收的预兆。中医认为，人体是由阴阳二气构成的，二气平衡，人体就会处于最佳状态。如果阳过了，就会导致内热，而内热又可分为实热和虚热两种。两者如何区分呢？以烧开水为例：壶里装着水，炉上点着火，正常状态下水与火是平衡的，壶嘴冒出的白气是不多不少的。如果炉火不变，但壶内的水变少了，这时候虽然看起来白气还是不多不少，但却是阴虚所导致的虚热体质；如果壶水不变但炉火加大，此时就是实热体质。正如《黄帝内经·素问》所言，阴虚则内热。对于虚热患者来说，最重要的是把水补回来，维持体内的阴阳平衡。在这个节气里，天气潮湿，是体质虚弱的人感觉最不舒服的季节。体质虚弱的人一般都有午后潮热、心烦失眠等阴虚火旺的症状。所以，在湿热的节气中，因为虚火与外界的湿热会相互作用，导致体内虚火相对更旺，从而出现口干口渴、失眠烦躁、便秘等水不制火的症状。体质虚弱的人，务必把握"冬病夏治"的时机，从夏天就开始保养阳气，避免外界湿邪干扰，为秋天的除湿做好准备。

建议喝点紫苏茶，帮助加强脾胃运化水湿的能力。在芒种时节中，常会遇到三大节日之一的端午节，此时传统习俗会在门口插上菖蒲用以避邪。中医医书记载，菖蒲具有芳香化浊、去除湿邪的效果。

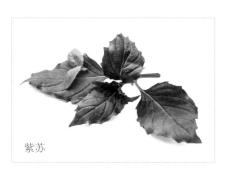

紫苏

对应到人体，喝紫苏茶一样可以起到去除外邪，帮助身体除湿的作用。体质偏虚的人还可以在早上来一个紫苏蛋，以助消除晨起水肿，减缓晨起打喷嚏、过敏等症状，从而调节身体的免疫功能。

夏至

夏至是酷暑已至的意思。俗话说"冬至一阳生，夏至一阴生"，冬至与夏至，都是节气中阴阳转换的关键时期。夏至是白天最长的一天，而白天属阳，对应到人体，是阳气最旺盛的时候。自然界的阴阳有一定的规律，过了夏至这一天，人体的阳气就会开始衰退，阴气渐渐滋长。

夏至是梅雨季节的尾声，此时空气的湿度高，人体的汗液无法正常排出体外，体内湿气滞留，容易让人感到疲倦，精神不济。当身体感觉疲惫时，不妨做做"踮脚尖"的运动。早上起床时，踮起脚尖踩地板，往前走10小步，再往回走10小步，如此重复10分钟，可以帮助身体消水肿。适当的踮脚尖运动，还可以帮助小腿的肌肉收缩，促进下肢静脉回流，改善下肢循环。同时，踮脚尖也可以锻炼股四头肌，还能提臀瘦身。中医认为，踮脚尖时，小腿后方的肝经、肾经、脾经及膀胱经都会加强循环，有助于疏通经络，改善末梢循环。在湿气重的夏至时节，踮脚尖运动还有助于排出身体多余的水分。

　　夏季因为天气较热，昼长夜短，大部分人晚睡早起，所以中午小憩有助于消除疲劳。另外，在做好防晒措施的前提下，适当晒太阳，顺应充盛的阳气，有利于气血运行，也可以振奋精神。芒种过后，午时天热，人容易流汗，此时建议保持衣服干燥，让阳热容易发泄。特别提醒，在出汗后不要立即洗澡，应该先把皮肤上的汗水擦干再洗澡。中医有句老话叫"汗出不见湿"，若"汗出见湿，乃生痤痱"。

　　生活中，建议在夏至时节吃一些解暑消渴的食物，如绿豆、薏米、莲藕、冬瓜、丝瓜等，避免喝过多含糖饮料。中医认为，甜能生痰，痰与体内的湿气互相结合，会形成痰湿体质。痰湿累积在肝脏，就是脂肪肝；累积在皮肤，就是湿疹或痘痘；累积在肌肉组织间，就是肌瘤或脂肪瘤。在许多癌症患者身上，也会观察到痰湿体质的特征。所以，适时地减压，尽量吃原型食物，同时多运动，才是改善痰湿体质的不二法门。

小暑

小暑时节，天气开始渐渐炎热，但还没到气温最高的时候。此时，因为气温偏高，人容易感觉心浮气躁、心烦不安。中医认为"喜怒不节则伤脏"，人的情绪变化与脏腑息息相关。中医又讲"过喜伤心"，这是指欢喜太过时，反而会损伤心气，甚至导致心血管疾病。特别是体质偏虚的人，小暑时节更应保持心平气和，在任何情况下都不能过于激动，以免影响心脏功能和身体除湿的能力。

体质偏虚的人，在小暑时节应多吃莲子来增强体质。《神农本草经》认为，莲子味甘涩，性平，具有镇静安神、补中益气、养心益肾、健脾养胃、清润脏腑等功能。传统中医药膳四神汤的材料包括茯苓、莲子、芡实、山药，这些都是平补的中药材，除了帮助消化，还可以强健脾胃，预防腹泻，特别适合容易水肿的体质。水湿停留在体内，很容易引起腹泻及下肢水肿等。四神汤有助清热利湿，养心安神，可以改善因压力引起的烦恼失眠，也可以加速体内水分的代谢。

湿，是体内水分失调，要想使身体的水分代谢恢复正常，让正常的水分转化为可以让身体利用的津、液，就需要让人体内外保持平衡。除了避免小暑时节外界的湿气入身，也可以通过加强排汗的方式，让湿邪流出体外。运动、汗蒸、泡澡等，都是很好的方式；通过有利排水的食材，排出多余的水分，也是一种很好的方法。中医认为，脾胃主导身体水分的代谢，健脾的食物大都有利于化湿，除了四神汤中的茯苓、莲子、芡实、山药，常见的红豆、绿豆及薏米也是健脾化湿的好食材。

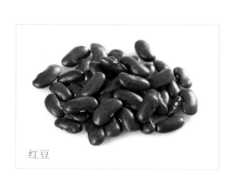

红豆

大暑

一年当中，大暑时节是喜温作物生长最快的时候，也是高温天气持续的时候。古人通过观察自然界的变化，提出了"三伏"的说法。三伏是初伏、中伏、末伏的总称，即一年当中最炎热的时候。三伏开始于大暑节气前后，历经立秋、处暑，所以每年的 7 月中旬到 8 月中旬，是一年当中最热的时候，也是人体阳气最旺盛的时节。古籍记载："夏至后第三庚为初伏，第四庚为中伏，立秋后初庚为后伏，谓之三伏。"庚是中国古代天干地支之一，天干有十，即甲乙丙丁戊己庚辛壬癸；地支有十二，即子丑寅卯辰巳午未申酉戌亥。第三庚指的是第三个庚日；伏，表示阴气受阳气所迫而藏伏于地底下。

中医认为，全年阳气最盛的三伏天，是身体去除湿气、寒气的最佳时机。因为此时人体内的阳气较为充足、皮肤腠理较为疏松，同时可以借助自然界的温热之力，有利于排出体内的寒气及湿气。"三伏贴"是中医根据"冬病夏治""天人相应""内病外治"等观念，将属性偏热的药材，贴敷于人体相对应的穴位，通过中药对于穴位的热刺激，达到调整人体阴阳平衡的效果。这样的做法，对治疗因体质偏湿、偏寒所产生的疾病，例如腹冷经痛、白带淋漓、鼻过敏、肠胃虚寒痛等症状特别有效。

但是，皮肤容易滋长"痈疽疔疖"的体质，不建议通过贴"三伏贴"的方式来除湿养生。

适合夏季的除湿饮食良方

- ▼ 仙草茶
- ▼ 四神汤
- ▼ 玉竹红枣炖水鸭

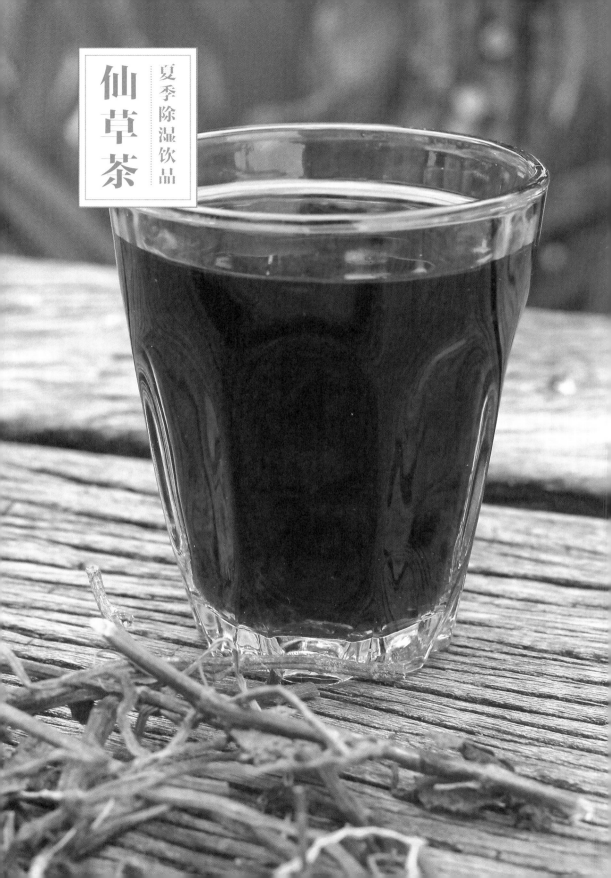

仙草茶

夏季除湿饮品

▊ 材料

仙草干	120 克
蜂蜜	适量

▊ 做法

1 把仙草干剪成小段，洗净后沥干，备用。

2 煮沸清水，放入仙草干，大火煮 20 分钟，再小火煮 3 小时，放温后加适量蜂蜜调味。

▊ 保健作用

仙草是一种草本植物，其所富含的多糖使其茎叶具有黏性，而这样的多糖还具有保水保湿，养颜美容的功效。仙草同时有降火气，消暑解热的效果，因此在炎炎夏日，喝仙草茶可以消除暑气、祛湿除湿。

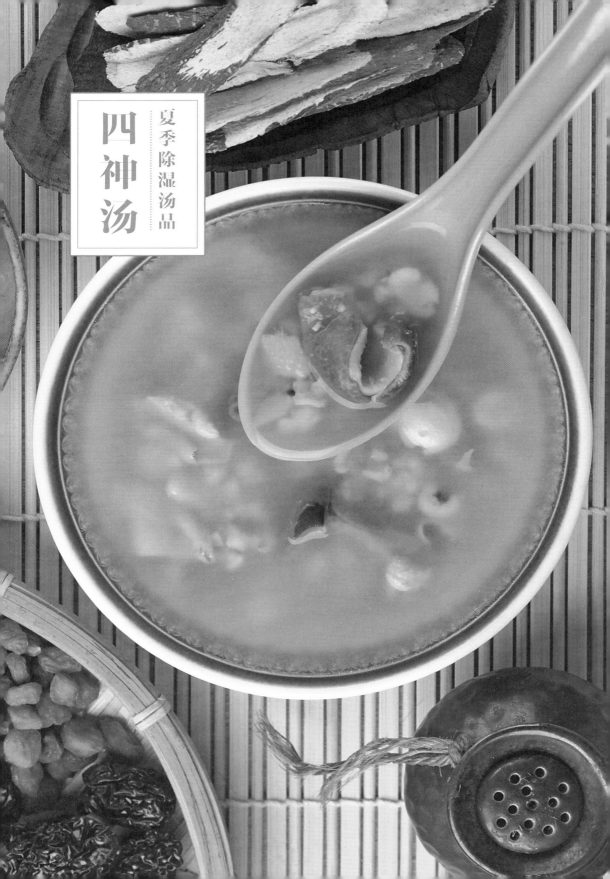

四神汤

夏季除湿汤品

■ 材料

山药、莲子、薏米	各 40 克
芡实、茯苓、当归	各 10 克
瘦排骨	600 克
盐	适量

■ 做法

1 瘦排骨洗净，汆烫，切块。其余药材洗净，备用。

2 煮沸清水，放入所有的材料（盐除外），大火煮 20 分钟，再小火熬煮 90 分钟，下盐调味即可。

■ 保健作用

　　四神汤可以利湿气、健脾胃、固肾补肺、养心安神、调节免疫力。原本四神汤只有山药、茯苓、莲子、芡实四味药材，后来人们为了增添香气，加入了当归；为了增强利湿的作用，加入了薏米。而排骨本身可以提供很好的蛋白质。因此，此道汤品温补脾胃，营养又健康。

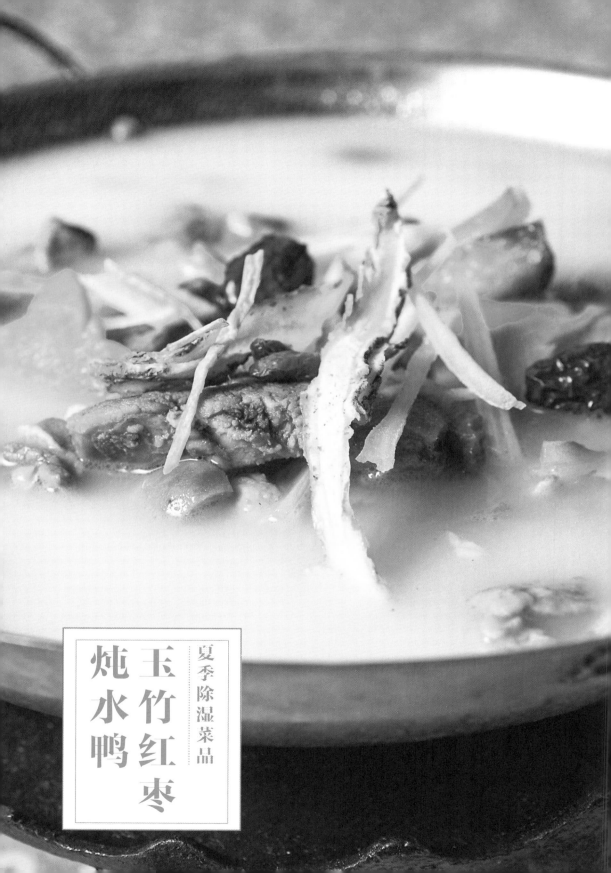

玉竹红枣炖水鸭

夏季除湿菜品

■ 材料

老鸭	1只
薏米	40克
玉竹	30克
红枣	25克
枸杞、花旗参、白术、茯苓、甘草	各5克
姜片	2片
米酒	30~60克
盐	适量

■ 做法

1 老鸭洗净，去除尾部及内脏，切成块，氽烫；其余材料洗净。

2 煮沸清水，放入除盐和米酒外的所有材料，用大火炖20分钟，再小火炖90分钟，放入盐和米酒增加香气。

■ 保健作用

　　玉竹可润燥止渴，花旗参可以滋阴补气，老鸭有滋阴补血的效果。在夏天，玉竹红枣炖水鸭可以缓解炎热夏季带来的不适，适合体内有热者食用。同时，白术健脾利湿，茯苓淡渗利湿，薏米清热利湿，非常适合夏季容易中暑且湿气重的体质的人群食用。

夏季养生经络按摩

　　中医认为，肝有邪气，其气留于两腋；肺心有邪，其气留于两肘；脾有邪，其气留于两髀（大腿）；肾有邪，其气留于两腘（膝盖后部）。相应脏腑保健，可用虚掌拍相应的位置至微热或出痧。夏天对应的脏腑为心，对于容易心烦气躁、气急攻心的体质的人来说，适合拍一拍腋窝和肘窝，心经通了，心情就会恢复平静。

　　肘窝是心经、心包经、肺经三条阴经通过的地方，一旦运行受

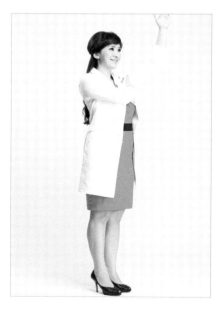

1 腋窝

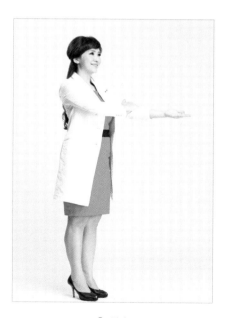

2 肘窝

阻，无形中就会伤害到心脏与肺，引发这两个脏器的疾病。对腋窝而言，最好的保健方法就是拍打它，维持相关经络的通畅。

　　轻轻拍打两髀有助于刺激气冲穴和冲门穴。气冲穴位于脐下约5寸处，大腿根里侧，拍打此穴可以改善月经不调、不孕、痛经、四肢末梢冰凉等症状。冲门穴位于腹股沟外侧，能辅助治疗崩漏、妇科炎症等症状。

　　委中穴在膝关节的后面，也叫腘窝，走膀胱经。腘窝是去除湿毒的重要关口。

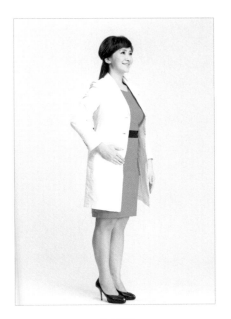

3 两髀

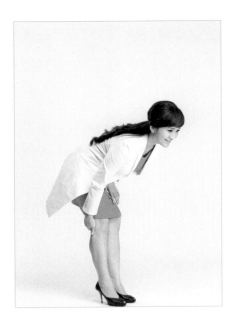

4 腘窝

秋季除湿养生法

立秋

立秋是秋季的开始,在享受秋高气爽的同时,别忘了秋令主气燥。《黄帝内经》认为,"五藏六府皆令人咳……受邪",即秋燥入侵人体,肺脏首当其冲,因而多出现咳嗽。而《黄帝内经·素问·生气通天论》认为,秋伤于燥,上逆而咳。秋天咳嗽,常为无痰干咳或胶痰难咳。鼻为肺之窍,鼻子干燥或流鼻血往往是秋燥导致的;喉、咽分别是肺之门户和肺气之通道,如秋燥入侵,会导致咽干、喑哑等不适。秋季出现的皮肤干涩、龟裂,甚至毛发分叉,都与秋燥有关。肺与大肠关系密切,中医认为:"肺与大肠互为表里,而肺热下移于大肠,肠燥则便秘……"本身体质多热多燥的人,在这个节气里更应保持身体水分的平衡,防止燥邪侵入,预防咽干、咳嗽、便秘、皮肤干涩等症状。

秋燥易伤津耗气,但通过多喝水,便可以对抗天干物燥。水为万物之母,阴中至阴,就好比太阳为阳中至阳,水是自然界中无私的阴气来源。秋令主燥,燥邪多干,湿不足也会干,所以通过多喝水就可以让身体获得滋阴的效果,达到阴阳平衡,排毒养生的目的。

秋季正是"一场秋雨一场寒"的时候。此时,体质偏寒的人要特别预防湿邪入侵,避免形成寒湿体质。进入秋季后,冷空气逐渐增强,气候变化极大,昼夜温差悬殊。人体受到冷空气刺激后,胃酸分泌增加,也会使胃肠发生痉挛性收缩,从而导致抵抗力和适应性降低。由于天气转凉，人体食欲旺盛，会加重胃和十二指肠的负担，因此很容易导致消化系统疾病。中医认为一受寒凉就容易腹泻的人，是因为寒邪克胃、寒湿困脾，或是本身肾阳亏虚、中虚脏寒。所以体质偏寒的人在秋季应注重"固护脾阳、益气健胃"，要特别注意脾胃的保养，一方面排出夏季未解的热气，另一方面避免寒湿互结，影响健康。

处暑

处暑，是指夏天暑气结束的时候。"处"含有"躲藏""终止"的意思，尽管处暑是说夏天的暑气逐渐消退，但此时还感受不到凉爽的天气，仍是炎热的节气。此时，皮肤腠理的开合特别重要：正常的肌肤排汗功能，能帮助排出身体多余的湿气及热气；但代谢功能不佳的肌肤，反而会让湿邪停留在体内，甚至进一步引起湿邪症状。

对皮肤的"腠理"的理解，需要了解古人对于身体器官的特殊描述方式。"腠"字的发音与"凑"相同，是"凑合""拼凑""凑集"的意思；"理"指的是玉石的自然纹理，同时也是指玉石之间的缝隙。"腠"为肉部，以人体的结构看来，是指覆盖全身的皮肤。这些皮肤是由各种不同的细胞层层堆叠而成的，从现代解剖学的角度来看，皮肤的构造由外而内可以分为表皮层、真皮层，而表皮层又可分为基底层、棘层、颗粒层、透明层和角质层。古人虽然不知道皮肤确切的分层，但通过对大自然及人体深刻的观察，也认识到"腠理"与体内五脏六腑湿气的代谢息息相关。《黄帝内经·素问·阴阳应象大论》中说："清阳发腠理，浊阴走五脏。"意思是说，清而无形的能量走在皮肤组织之间，浊而有形的物质走在体内脏腑之间。秋天对应到人体的肺脏，所以此时应注意对肺经的保养，避免皮肤腠理开合不利，这样才能帮助身体排出湿气。

白露

白露时节，气温开始下降，天气转凉，早晨草木叶端会有一颗颗晶莹剔透的露珠，所以称之为"白露"。这是全年最后一个湿气重的节气，如果不注重身体除湿，很容易湿病上身。湿邪的特点包括性质黏稠、重而下浊、停滞不通，所以水湿会往下走，湿病也容易影响下肢关节，如出现下肢水肿、足癣、股癣、类风湿性关节炎、风湿病等。

人体脾脏为除湿的主脏，如果湿邪入脾，首先会影响肠胃道的消化功能，除了食欲不振，还容易引起腹胀腹满、腹痛腹泻，此时，要注重调理三焦经。三焦经是人体十二条经络的其中一条，主一身之气，所谓"气行则血通，气血通则百病除"。三焦经又被称为"决渎之官"，最主要的作用为通调水道，包含上焦、中焦、下焦。当人体的邪气通过三焦经排出后，人就不容易生病。同样的，如果三焦经不通，则百病丛生，成为各种慢性病的根源。

手少阳三焦经，起于手的环指（无名指）末端，沿着手背第四掌骨、第五掌骨上行，沿着上肢的外侧，经过肩膀、颈部上行到头部耳朵前后及外眼角太阳穴附近。由于 21:00—23:00 是气血流注于三焦，三焦经经脉最旺盛的时刻，所以可以利用这个时间段调理三焦经：睡前坐在床沿，揉按或拍打手臂外侧的三焦经，同时敲一敲肩膀两侧，每次每边持续按摩 5 分钟以上，换边再做一次。持之以恒，便能让三焦经络运行顺畅，不用担心湿邪会入侵体内。

秋分

秋分是阳光直射赤道，昼夜等长的时刻。秋分被视为真正的夏季的结束，秋季的开始。《黄帝内经·素问·至真要大论》认为应当"谨察阴阳所在而调之，以平为期"，意思是说，养生的关键在于维持人体阴阳动态平衡，必须先观察身体阴阳盛衰的情况，再根据"虚则补之，实则泻之，寒者温之，热者清之"的调理原则进行调理。秋分时，正是大地阴阳调和之际，身体状况不佳的人，最应该利用秋分时节调理身体。

秋天虽然干燥，但并不是说秋天就没有湿气的困扰。如果经常感觉全身软绵绵的，身体沉沉的，胃口不佳，长了满脸痤疮，排便黏腻不舒服，舌苔白厚，就是湿气上身的症状。秋分时，干燥的气候一般会影响皮肤，所以秋天除湿的方式，是让体内多余的水分滋养体表肌肤，不要使其变成脂肪或痰饮留在脏腑。一方面要除湿，一方面又不能让水分排得过快。因此最好的方式就是通过健脾振奋脾胃的阳气，帮助水分输布全身。同时还要宣肺，通过提高心肺的活力，帮助提升肺气，将水湿痰饮化为湿气，再转化为身体可用的清气。

秋分时节可以通过按摩神阙穴，帮助身体除湿。神阙穴位于肚脐的正中央，属任脉，是人体精气留存的位置，也是全身经络的枢纽。晋朝医书《肘后备急方》中记载，将中药填、敷、贴、灸、熨、熏、洗、蒸于脐部，可以达到养生保健，预防疾病的目的。如果脾胃气虚，平常身体除湿能力不佳，容易晕车晕船，则可以将生姜捣碎后敷贴于肚脐上，这样有利于改善晕车症状，也可以提升脾胃阳气，帮助身体除湿。

寒露

寒露是气候由热转寒、冷热交替的节气，此时节自然界中的阴阳之气开始变化，阳气渐衰，阴气渐生。此时人体的生理活动要适应自然界的变化，确保体内的阴阳平衡。由于此时正进行冷热、阴阳的转换，故肌肤腠理也随之开合，湿气重的体质的人，在此时便容易得风湿病或关节炎。

《黄帝内经·素问·痹论》中记载，"黄帝问曰：痹之安生？岐伯对曰：风寒湿三气杂至，合而为痹也。其风气胜者为行痹，寒气胜者为痛痹，湿气胜者为著痹也。"意思是说，湿邪导致的著痹，会有关节活动僵硬、酸痛、肿胀及麻木不仁等症状。遇到温暖热气时，症状减轻；遇到雨天时，会出现关节疼痛部位到处游走的症状。

随着气温降低，人体容易被湿寒之气入侵，此时容易有关节不舒服的现象，但通过柔和的拉伸运动，如瑜伽、普拉提、太极拳等可以帮助疏经活络，促进关节的血液循环，也可以帮助去除身体的湿气。

足阳明胃经，是水谷之海，是气血生化之源，是多气多血之脏腑。如果阳明脉气血充盛，筋脉可濡养，则筋脉柔软，关节滑利，运动灵活。足阳明胃经与脾的运化功能息息相关，湿气重的人可以每天晚上睡前按摩足阳明胃经，从脚的第二趾开始，由下往上按摩到膝关节，这样就能强壮筋骨，保护胃气。

霜降

霜降正值秋冬季节交替的时候，也是动物储存冬天的粮食的季节，人体也应该在此时为身体储存适当的能量，以为寒冷的冬天做好准备。明代张景岳在《景岳全书》中说："春应肝而养生，夏应心而养长，长夏应脾而养化，秋应肺而养收，冬应肾而养藏。"霜降，是深秋时节，也是秋天的最后一个节气，此时体内阳气渐渐收敛，阴气渐渐旺盛，很多体内湿气重的人会出现手脚冰冷的症状。同时，如果阳气收得不好，秋风一起，小风一吹，就咳嗽感冒了。

体质偏虚的人，应该利用霜降时节好好滋补身体，不要等到冬天感觉不适时才急于进补。"上工治未病"就是这个道理。体质偏虚的人，从霜降开始便可以每天早上喝一杯枸杞姜茶，祛寒保暖，同时帮助身体排出湿邪。枸杞有强筋健骨、添精固髓的作用，经常食用可滋阴、壮阳，更可补劳损伤。姜是用途最广泛的食材，嫩姜辣度较低，带皮腌渍特别有利于去除身体的湿气；老姜味道浓烈，可以祛寒暖身，预防感冒效果极佳。

体质偏虚者可以食用枸杞老姜茶，体质燥热者可以食用枸杞嫩姜茶，同时平日多做腰背俯仰的运动。腰为肾之腑，经常运动腰部有助于增补肾气，疏通足少阴肾经及督脉，使正气充盈，气血旺盛，帮助身体排出湿气。

适合秋季的除湿饮食良方

▼ 党参茶　▼ 人参鸡汤　▼ 银耳莲子羹

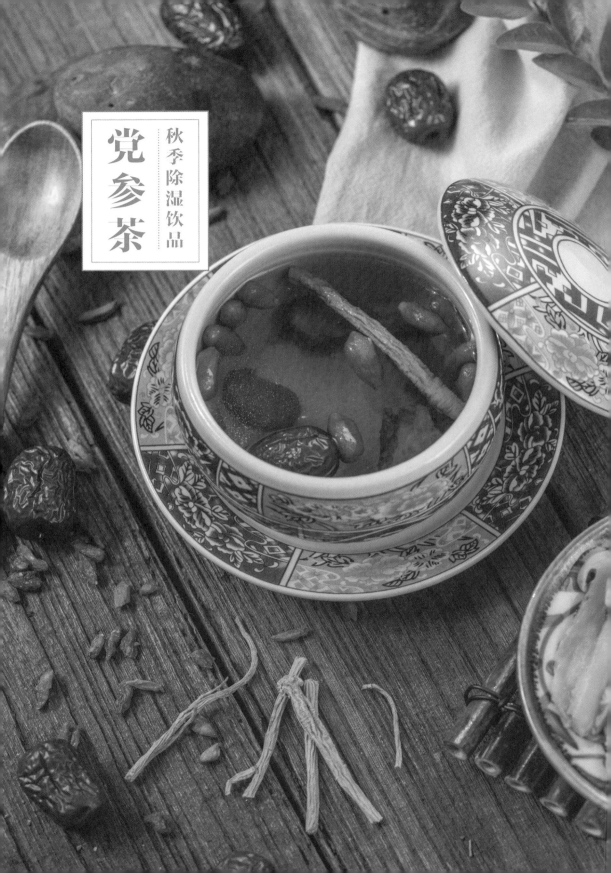

党参茶

秋季除湿饮品

■ 材料

党参	20 克
麦冬、黄芪	各 10 克
红枣、枸杞	各 5 克

■ 做法

1 全部材料冲洗干净。

2 煮沸清水，放入所有材料，大火煮 10 分钟，再小火煮 10 分钟，温服。

■ 保健作用

　　党参可补气活血，健脾益胃，适合脾胃虚弱兼有气血两虚的人群食用；黄芪可补益脾胃，强化呼吸系统，调节免疫力。两者搭配，为秋天最适合的祛湿润燥补养饮品。

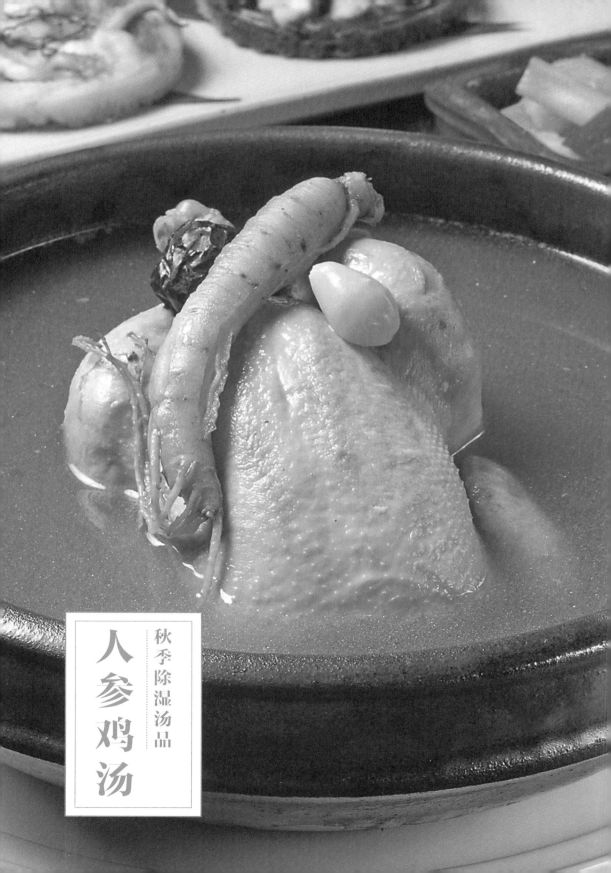

秋季除湿汤品

人参鸡汤

▌材料

母鸡	1 只
人参	20 克
白果	10 克
红枣、枸杞	各 5 克
姜片	2 片
米酒	30～60 克
盐	适量

▌做法

1　鸡清洗干净，去掉内脏、鸡爪、鸡屁股，氽烫，切块。

2　煮沸清水，放入所有材料（除了盐和米酒），大火煮 20 分钟，再小火熬煮 90 分钟，然后放入盐和米酒，增加香气。

▌保健作用

　　鸡肉有温中益气，补精益智的作用；人参是上等的滋补佳品，能大补元气，益气补血，还具有生津止渴及养心安神的效果。人参鸡汤是低脂、高蛋白的营养药膳汤品，是秋天除湿养生不错的选择。

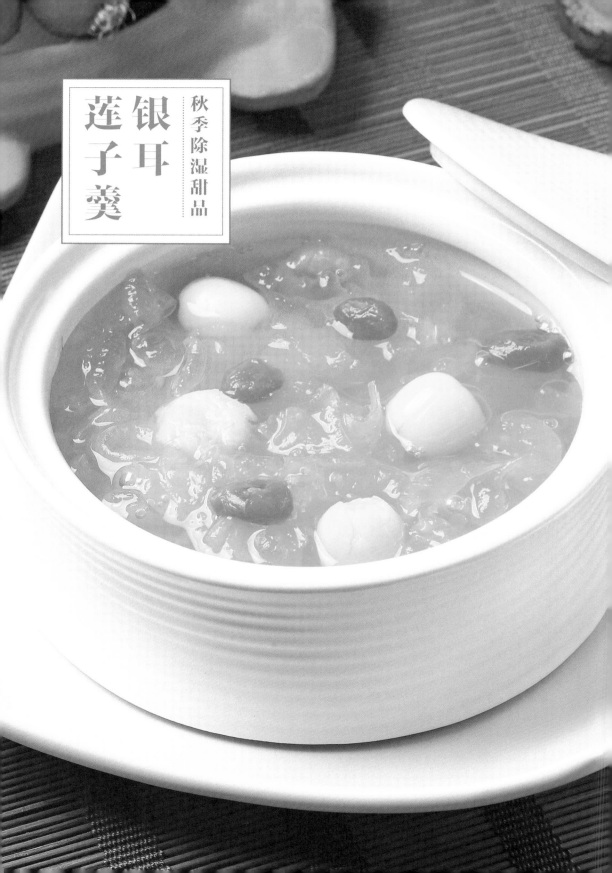

银耳莲子羹

秋季除湿甜品

■ 材料

银耳	30 克
莲子	10 克
枸杞	5 克
冰糖	适量

■ 做法

1. 银耳以温水浸软，去硬蒂，冲洗干净。
2. 煮沸清水，放入所有材料（除了冰糖），先大火煮 10 分钟，再小火煮 10 分钟，加入冰糖至融化，温服。

■ 保健作用

银耳有很好的滋阴效果，是润肤、美肌、保湿、祛湿佳品；莲子能养心安神、滋阴健胃。秋天常喝银耳莲子羹，可健脾开胃、润肺止咳、除湿塑身。

秋季养生经络按摩

中医认为，水肿是经络气血不通所导致的，针对人体穴位和胆经进行有效的刺激，可以改善脏腑功能，调节内分泌失调，加速淋巴回流，促进新陈代谢，恢复人体的阴阳平衡。这样做，不仅能从内根本改善肥胖的体质，也能达到局部消除水肿、瘦身和强身健体的效果。

沿着左右大腿外侧裤边区域，由上至下敲击到小腿：依次为环跳穴、风市穴、中渎穴、膝阳关穴。

锁定环跳穴后，往下沿着大腿和小腿外侧的胆经循行方向，由上而下轻轻敲打。敲打大腿外侧时，可以加强按摩风市穴（站立时，手臂自然垂于身体两侧，中指的末端所指之处）。这是外侧大腿容易产生筋结的地方，松开此处的筋结，有助改善下肢水分的分布，促进下肢淋巴回流，消除水肿。

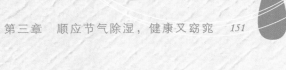

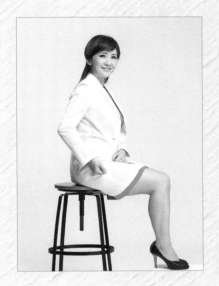

1 环跳穴

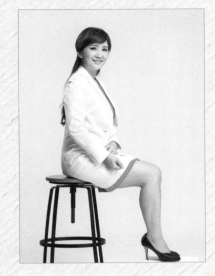

2 风市穴

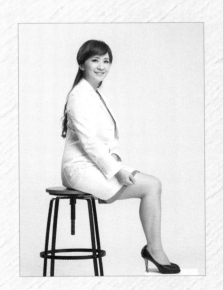

3 中渎穴

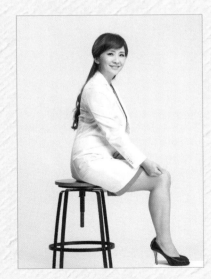

4 膝阳关穴

冬季除湿养生法

立冬

冬季，寒为主气，俗话说"寒从脚起，冷从腿来"。人的腿脚一冷，全身皆冷，但直接面对寒邪湿邪的，偏偏就是脚底。从中医的观点来看，人体的五脏六腑在脚上都有相应的穴位，脚底不仅仅是足三阴经的起始点，也是足三阳经的终止处。这六条经脉分别对应在脚上的六个穴位，也同样对应着人体的五脏六腑。经常泡脚可以刺激脚部的太冲穴、隐白穴、太溪穴、涌泉穴以及踝关节以下各穴位，这样有助于在湿冷的冬季滋补元气、壮腰强筋、调理脏腑、疏通经络，也有利于促进新陈代谢以及延缓衰老。

冬天虽然气候寒冷，但是身体还是容易出现湿气过重的现象。这种"外干内湿"的现象，很容易让人忽略除湿的重要性，导致冬季时身体湿气过重，出现起床头晕、舌苔发白、体寒怕冷等症状，时间长了也会对身体健康造成危害。

冬季因为天气寒冷，免不了吃些辛辣的食物，但这容易给肠胃造成负担。人们习惯于在冬季进补，但如果原本脾胃功能不佳，又摄入了过多的食物，身体负担就会加重，很容易影响脾阳运化水湿的功能。如果平常压力较大，饮食不规律，就特别容易在冬季出现胃酸分泌异常的情况。在诸多因素的影响下，不但在寒冷的冬季特别容易感受寒湿，来年春天也会感觉不清爽。

小雪

小雪节气，是寒冷的开始，自此气温开始持续降低。小雪也是降雪的起点，与雨水等节气一样，都是反映降水的节气。小雪节气虽然气温骤降，但还不到严冬，人们往往注意不到节气的变化，如果此时防寒保暖做得不够好，就会让寒邪入侵体内。中医所说的六邪，包括风、寒、暑、湿、燥、火，其中寒邪为冬令主气。此时也是水气与肾相通的季节，因此，要调理体内的湿气，特别要注意先预防寒邪入侵体内。中医认为，"头为诸阳之会"，意思是说头部是阳经汇聚的重要部位，多注意头部的保暖，可以避免寒邪入侵体内。

建议多做原地开合跳等运动。原地开合跳是一项非常简单的运动，几乎不受时间、空间及天气因素影响，但要注意把准备动作做到位——抬头挺胸，眼睛直视前方，将呼吸调匀，同时双手手心向内，自然放松地垂放于身体两侧。起跳的时候，双脚往外张开，同时两手打直，高举过头。跳回原地时，记得要让脚尖先着地，同时膝盖可以微蹲，减少身体落地的冲击力，避免筋骨受伤。原地开合跳可以快速提升新陈代谢，提高心肺活力，其中，两手张开时能够振奋心经及肺经，两脚跳动能够振奋肾经及膀胱经。每天晨起做5分钟开合跳，可以帮助身体祛除寒邪，排出体内多余的湿气。

大雪

大雪节气的到来，表示气温更低，白天更短，已经到了中医养生建议"进补"的时节。中医认为，健康长寿靠气血，气与血为生命的基础，气血调则五脏安，气血失调则疾病生。

气虚的人元气不足，容易疲劳，在天冷的季节也容易感冒，不耐风寒湿邪气，需要补气。血虚的人体内血红素不足，常常脸色苍白、皮肤蜡黄、头昏眼花，容易手麻脚麻，需要补血。

气是一种无形的能量，可以温暖我们的五脏六腑，而含适当水分的湿气可以滋润我们的皮肤及毛发，帮助我们抵抗外邪。在日常的食物中，山药、小米、莲子、栗子、羊肉等食物最能补气。此外，同时还要避免吃耗气的食物，如萝卜、柚子、柑橘等。

血是一种有形的能量，可以保持良好的末梢血液循环，让女性月经周期正常，同时避免秋冬落发。在日常食物中，黑芝麻、桂圆、红枣、乌鸡、动物肝脏等，都是补血的好食材。中药材中的当归是补血圣药，平时煮汤时可以加一片当归，不仅可增添香气，还能补益气血，帮助身体祛寒除湿。

气血虚弱的人，在大雪时节应多做膀胱经伸展操。膀胱经贯穿人体的腰背部及腿部，平常久坐、劳动过度等行为，都容易伤及膀胱经络，如果经络受阻，会经常出现腰酸背痛、小腿酸累等症状。做膀胱经伸展操时，可以以坐姿进行：首先将两腿靠拢往前伸直，同时脚尖向后勾回，此时务必让脚跟顶地，双手十指交扣，手心翻向天，双臂紧贴两耳。如此姿势维持10～15秒，其间持续呼吸吐纳，会感觉到腰椎被拉开伸展，同时也会感觉到脊椎温暖而又充满能量。每天睡前做5分钟膀胱经伸展操，可以帮助体内湿气的排出，隔天醒来会觉得神清气爽。

冬至

"至"者极也。冬至这一天，是阴极之至，阳气始生，是自然界阴阳交替的日子。

中医认为，"冷在三九，热在三伏"，一年有两次调理体质的时机，一次在夏至后的三伏天，另一次便在冬至后的三九天。从冬至后每九日一数，第一个九日是一九，第二个九日是二九，第三个九日是三九。三九是一年当中最寒冷的时节。中医认为，"万物皆生于春，长于夏，收于秋，藏于冬，人亦应之。"此时正是人体阳气潜藏的时节，传统中医有冬令进补的习俗，就是顺应冬至养藏之道，在此时利用辛温走窜的药材，通经络、平肺气。将甘遂、白芥子、细辛、延胡索、丁香等药材研磨为细粉，加姜汁调匀后敷贴于肺经、膀胱经、督脉等特定穴位，通过中药材对穴位产生的刺激，达到治病强身的目的，对过敏性鼻炎及荨麻疹的调治，非常有效。

冬至是一年当中祛湿的好节气，除了三九贴，也可以利用艾灸养生。脚踝上的三阴交穴，位于内踝上四指即三寸高的位置，是足厥阴肝经、足太阴脾经与足少阴肾经交会的大穴。冬至时节可以利用艾灸在三阴交穴进行灸疗，一方面可以行气活血，疏经通络，另一方面还能消肿止痛，祛除风湿，达到补益精血、健康长寿的目的。

小寒

小寒时节，已进入三九寒天。寒为阴邪，易伤阳气，此时是人体新陈代谢偏弱，抵抗力相对较差的时节。这时候气温偏低，上呼吸道感染患者增多，尤其以抵抗力较弱的老人、小孩为多，而且一不小心就会反复感冒，日久不愈。唐宗海的《血证论》认为，"夫人身五脏六腑……能构人之疾病，其实非天病患也，乃人身气血先有偏盛，故感天气之偏盛，而病遂作焉。"所以本身肺气弱，有慢性支气管炎、慢性阻塞性肺炎、慢性哮喘病史的人，在小寒时节要注意预防旧疾复发，避免出现严重的肺部相关感染、哮喘发作，甚至呼吸衰竭。

寒主收引，其性凝滞，寒邪入侵皮肤表层时，表现为风寒感冒，会有恶寒、肢冷、颈项拘急等症状。寒邪入侵经络及筋骨关节时，表现为肢体筋脉拘挛，同时屈伸不利。寒邪入侵脏腑之时，就会伤及阳气。如果体内还有湿气，则寒湿互结，更伤身体。中医说"千寒易除，一湿难祛"，寒湿对于身体的影响，可以说是从头到脚，从里到外，缠绵难治。

在小寒时节，适时保护人体最易受寒邪侵犯及湿气最易凝结的几个部位，可以有效防患于未然。首先是头部，头为诸阳之会，突遭雨淋或风吹，容易使寒湿之邪侵袭头部。所以，做好头部的防风及保暖，在这时是首要之务。其次为颈背部，即大椎穴及风池穴的位置，此时若遭寒湿之邪侵犯，容易出现肩背酸痛、颈项强硬等不适症状。因此，我们平时可以加个围巾，或用搓热的手心按摩后颈，洗澡时利用热水淋浴也是一种好方法。再次为口鼻的保暖。我们知道口鼻为肺的出入口，寒湿之邪若通过口鼻侵入肺部，容易导致寒凝咳嗽；若入侵胃部，则容易引起胃寒冷痛。因此，应当适时地佩戴口罩，以保暖祛寒。

大寒

大寒时节，是一年当中的最后一个节气。中医认为，"百病从寒起，寒从脚下生"，人体如果腿脚一冷，那么就会全身皆冷，而脚底首当其冲。大寒时节，体质偏寒的人很容易复发膝踝关节炎，尤其是年纪大的长辈，他们老化的膝关节，往往会随着气温的降低而情况恶化。此时，中医经常会使用祛风通络、散寒除湿的药材，如防风、葛根、秦艽等。当感受到寒气比较明显时，肢体关节处容易有固定的疼痛点，此时患部温暖则疼痛会减缓，遇寒则疼痛加剧。因此，中医会给出温经散寒，祛风除湿的药材，如乌头、麻黄、黄芪等。如果感受湿邪比较明显，肢体关节处就会有肿胀感，痛处固定而且感觉沉重，同时也经常合并酸麻的感觉。此时，中医经常使用祛湿通络，祛风散寒的药材，如薏苡仁、独活、羌活、防风、乌头等。

胸口膻中穴及肚脐处的神阙穴，是人体重要的保暖大穴。膻中穴位于胸部的中心，是心包经的穴位，也是体内脏腑之气汇集之处。《黄帝内经》认为，"气会膻中"，即膻中是调理全身气机的重要部位。平常我们可以将两手掌心搓热后，以其中一手的大鱼际部位，置于胸口膻中穴处，以顺时针方向揉按 9 次，再以逆时针方向揉按 9 次，然后换手揉按，如此重复 36 次为一个循环，一天建议连续做 5 个循环。这样做，可以帮助消除胸闷、气郁，调节免疫力。神阙穴位于肚脐中央，是任脉要穴，与脾经、胃经、肾经息息相关，具有调理肠胃蠕动的效果。在大寒时节，按摩神阙穴对体质偏寒的人来说，具有调理肠胃功能，促进气血循环，预防寒湿之邪入侵的效果。

适合冬季的除湿饮食良方

▼ 生姜肉桂茶　▼ 当归羊肉汤　▼ 十全砂锅排骨

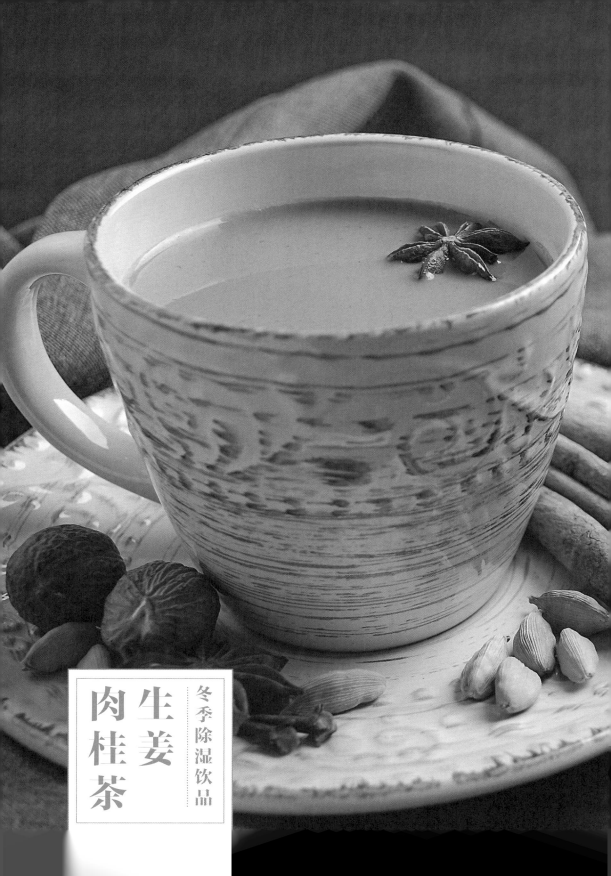

生姜肉桂茶

冬季除湿饮品

■ 材料

肉桂	20 克
姜	5 片
豆蔻、八角	各 1 粒
冰糖	适量

■ 做法

1 全部材料冲洗干净。

2 煮沸清水，放入所有材料（除了冰糖），先大火煮 10 分钟，再小火煮 10 分钟，加入冰糖至溶化，温服。

■ 保健作用

　　肉桂具有调节自主神经，促进血液循环及改善手脚冰冷的作用。姜富含姜黄素，可以促进胆汁分泌，帮助消化；也富含姜辣素，可以促进食欲，调节免疫力。豆蔻的主要作用是杀菌、预防口臭和调节免疫力。八角的作用则是增添香气。多种食材合用，可以帮助我们在冬天提升体能，除湿防寒。

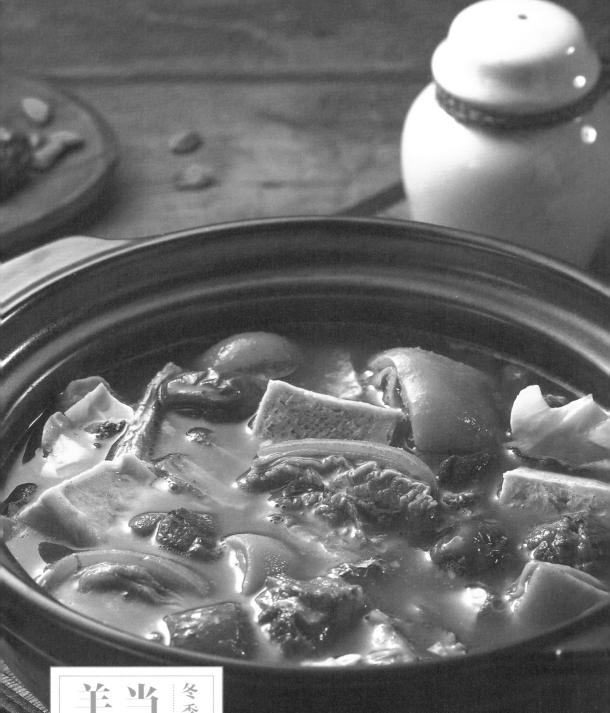

当归羊肉汤 冬季除湿汤品

▋材料

羊肉	600 克
生姜	15 克
当归、熟地黄	各 9 克
红枣、枸杞	各 5 克
米酒	30～60 克
盐	适量

▋做法

1　所有材料洗净，羊肉以温水汆烫后清洗干净，切成块。

2　煮沸清水，下所有材料（当归除外），开大火煮滚 20 分钟，再小火熬煮 90 分钟。

3　放入当归片煲 20 分钟，加入适当的盐和米酒即可。

▋保健作用

　　羊肉性温热，有补气滋阴、暖中补虚、开胃健脾等功效，是补元阳、益血气的好食材。羊肉与当归一同熬煮成药膳，健体治病效果甚佳。

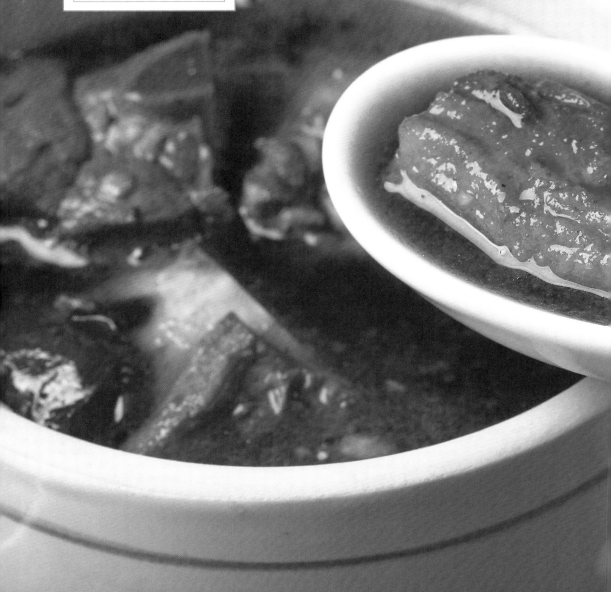

十全砂锅
排骨

▋材料

排骨	600 克
当归、川芎、白芍、熟地黄、人参、白术	各 9 克
茯苓、甘草、黄芪、肉桂、枸杞、红枣	各 9 克
米酒	30~60 克
盐	适量

▋做法

1 所有材料用温水泡透。

2 排骨先汆烫，去除杂质后捞起，用水洗净，切块备用。

3 煮沸清水，将以上所有材料（除了盐和米酒）放入砂锅，大火煮 20 分钟，再小火炖 20 分钟，最后加入盐跟米酒即可。

▋保健作用

　　这是一款冬季非常流行的药膳。十全的意思是有十种中药材，包括组成四物汤的当归、川芎、白芍、熟地黄，组成四君子汤的人参、白术、茯苓、甘草，以及黄芪和肉桂。这十种药材再加上排骨可以在寒冷的冬天让身体发热，促进血液循环，改善冬天手脚冰冷、畏寒等症状。

冬季养生经络按摩

　　沿着小腿外侧胃经循行的路线，由上至下敲击到小腿，再沿着肝经循行的路线，由下而上敲击到大腿，能帮助人体淋巴回流，有效地消除水肿。

外侧胃经

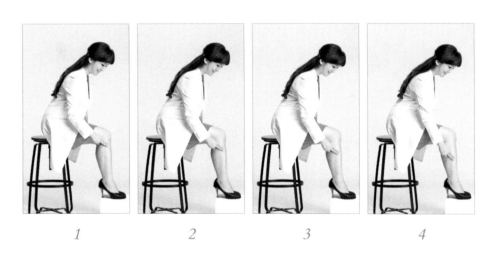

1　　　　　　2　　　　　　3　　　　　　4

敲击外侧胃经时，可以加大敲击足三里穴、上巨虚穴、条口穴、下巨虚穴的力度。

内侧肝经

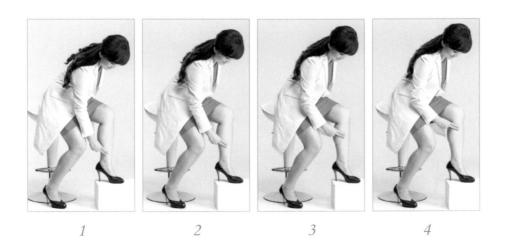

1　　　　　*2*　　　　　*3*　　　　　*4*

在敲击内侧肝经时，可以加大敲击曲泉穴、阴包穴、足五里穴、阴廉穴等的力度。

养成良好生活习惯，避免湿邪入体

　　在湿度高的地区，湿邪容易侵犯人体这点这很容易理解，人们也重视除湿。但是，人们常常误解一件事，即以为干燥的地区就不会有湿邪，或是缺水的季节，人体便不会受湿邪侵犯。其实不然，因为现代人的饮食、作息及生活习惯与古人不同，若不重视养生，体内湿气便无法排出，即使外湿不严重，体内也会有严重的湿邪问题。

　　湿邪，一直被视为引发疾病的关键。从特殊气候变化造成外湿，到体内水湿滞留，中医提到的"湿"的范围极广。正常情况下，人体对外界温度、湿度的变化有自然调节的能力。但有些人因体质、疾病或不良的生活习惯，造成体内水分调控系统失衡，而水分排不出体外，就如同洪水泛滥于体内，脏腑运作便会因水患而受阻，身体也就经常出问题。

　　要真正祛除体内湿气，还得从改善生活习惯开始。中医建议通过运动、清淡饮食及避免湿邪来改善痰湿体质，帮助身体轻松祛除浊重湿气，重新恢复到神清气爽的状态。

定期运动促进气血循环

　　运动可以缓解压力，活络身体器官，加速湿气排出体外。现代人常年久坐，运动少等不良生活习惯，使身体调控湿气的能力变弱。可从最简单的每天走一万步开始，逐渐找到自己喜欢的运动方式，如跑步、健走、游泳、瑜伽、太极等。运动强度应达到微喘又不会太喘，微微流汗的程度，可以促进气血循环，增强水湿代谢。

运动是帮助人体除湿的最好途径，运动可以提升代谢率，增加肌肉含量，降低脂肪含量，帮助排出身体内的痰湿。同时运动还能帮助排汗，通过流汗，可以帮助排出身体的代谢废物等，也有助于体内湿气的排出。

在空调房里，或在湿度太高的环境下运动，身体不容易排汗，此时建议适度把门窗打开，让空气流通起来，使皮肤与汗腺发挥调节体温的作用，身体才能正常排汗除湿。一般跑步、快走、骑自行车等有氧运动，搭配锻炼肌力的运动，有助于发汗、除湿。但如果是容易疲累的气虚体质，就要斟酌自己的身体状况，避免过度剧烈的运动，这样才不会越动越累。

在《黄帝内经》中，提到夏季养生的重点——"无厌于日"，意思就是不要讨厌晒太阳。现代人觉得夏天的阳光很毒，加上"温室效应"，在户外动不动就浑身出汗，所以更喜欢躲在有空调的屋子里。这样会使身体的毛孔长期处于收缩状态，加之运动量减少，长年累积在身体的湿浊之气无法排出体外，久而久之，便成为湿邪停留在体内。其实，夏天阳光的热力十分重要，有助于排出其他三季所积累的寒湿，可以让我们的身体好好累积热气与阳气，为进入秋冬季节做准备。这就是《黄帝内经》强调的"春夏养阳""冬病夏治"原则。

饮食适量，避免油腻生冷的食物、过量饮酒

饮食方面，建议七分饱。因为现代人大多营养过剩，肠胃系统与营养吸收及水分代谢相关，最好的方式就是均衡饮食。油腻的食物不易消化，过量饮酒也容易引起肠胃不适、发炎。精致甜点及油炸食物，会让身体负担加重，加重发炎反应。无限量食用生冷食物、冰品等会影响肠胃的消化吸收功能。

过量摄取的热量，会导致肝脏分解代谢减慢，分解脂肪的脂酶活性变弱，易造成脂肪堆积，这就是痰湿体质形成的原因。再加上"高油、高盐、高糖"的三高饮食产生的自由基，容易让脂质沉积在动脉管壁上，造成动脉粥样硬化，进一步导致血管老化。尤其是高糖饮食，过多的糖会对肝脏代谢造成很大负担，因为过多的糖类无法被人体吸收，容易在体内转化成脂肪，最后让脂肪肝更加严重。

中医的"痰"有内外之分。外痰是呼吸道排出的痰，为"有形之痰"；内痰是指水液代谢过程不畅通而产生的废物，随气血运行流窜全身，位置不定，为"无形之痰"。无形的痰与人体肺、脾、肾三个脏器的关系较为密切，可能引起多种疾病。中医认为，"脾为生痰之源""肺为贮痰之器"，肺气如果壅塞，则痰液积聚；肺气如果通顺，则痰液消失。痰、湿与水之间关系密切，只要其中一种物质停滞，就会产生痰湿，痰湿停在哪里，就会导致该处出问题。例如，痰湿积于肝脏，就容易引发脂肪肝；痰湿积于心脏，就容易引发胸闷气短；痰湿积于脾胃，就容易引发腹痛腹泻；痰湿积于肺脏，就容易引发咳嗽多痰；痰湿若积于肾脏，就容易引发男性夜尿，女性白带异常。

脾和胃不一样，脾是主运化的，胃是主受纳的，脾在下，胃在上。脾虚，就是身体吸收、运化食物的功能有问题，这与身体的正气不足有关。夏天天气炎热，大家难免会喝冷饮解暑，如果毫无节制地享用冷饮，又长期待在开空调的室内，寒气容易入侵体内，损伤脾阳，便会影响脾运化水湿的能力，导致体湿无法顺利排出体外。

远离潮湿环境，注意水分摄取

　　日常生活中，应尽量避免长期暴露在潮湿环境中，也要避免直接睡地板。因为空气中的水分会下降，一般地板湿气重，入侵体内容易导致四肢酸痛。潮湿的下雨天，应避免淋雨，或长时间穿潮湿未干的衣服，同时水分的摄取也要适量。

六大容易积聚湿热的习惯

生活习惯	导致湿重的原因
饮酒	酒性温，易生痰积热
三高饮食	热量太过，导致肝脏分解代谢压力大，形成痰湿体质
常待在空调房	晒太阳少，运动量不足，湿浊之气无法排出体外
爱喝冷饮	冷饮不离手，使寒气入体，损伤脾脏，湿气难排出体外
运动量少	运动流汗能排出体内的废物、毒素及湿气，缺乏运动不利于排汗
精神压力	交感神经受情绪影响，水分代谢功能失常，湿气滞留体内